Ratgeber Übergewicht

**Ratgeber zur Reihe Fortschritte der Psychotherapie**
Band 19

Ratgeber Übergewicht
von Prof. Dr. Volker Pudel

---

# Ratgeber Übergewicht

## Informationen für Betroffene und Angehörige

von Volker Pudel

HOGREFE
GÖTTINGEN · BERN · WIEN · PARIS · OXFORD · PRAG · TORONTO
CAMBRIDGE, MA · AMSTERDAM · KOPENHAGEN · STOCKHOLM

*Prof. Dr. Volker Pudel*, geb. 1944. Studium der Psychologie in Göttingen. 1972 Promotion. 1976 Habilitation und Ernennung zum apl. Professor. Seit 1970 Leiter der ernährungspsychologischen Forschungsstelle der Universität Göttingen. Präsident und Vizepräsident der Deutschen Gesellschaft für Ernährung, Leiter der DGE-Sektion Niedersachsen. Forschungsschwerpunkte: Menschliches Essverhalten, Therapie der Adipositas und der Essstörungen.



**Bibliografische Information der Deutschen Nationalbibliothek**

Die Deutsche Nationalbibliothek verzeichnet diese Publikation in der Deutschen Nationalbibliografie; detaillierte bibliografische Daten sind im Internet über http://dnb.d-nb.de abrufbar.


Göttingen • Bern • Wien • Paris • Oxford • Prag • Toronto
Cambridge, MA • Amsterdam • Kopenhagen • Stockholm
Rohnsweg 25, 37085 Göttingen

**http://www.hogrefe.de**
Aktuelle Informationen • Weitere Titel zum Thema • Ergänzende Materialien



---

Umschlagabbildung: © Marc Dietrich – Fotolia.com
Satz: Grafik-Design Fischer, Weimar
Gesamtherstellung: AZ Druck und Datentechnik, Kempten
Printed in Germany
Auf säurefreiem Papier gedruckt

ISBN 978-3-8017-2267-8

# Inhaltsverzeichnis

# Vorwort

Schlankheitsdiäten sind „in aller Munde", aber ebenso bekannt ist auch der Jojo-Effekt, die anschließende Wiederzunahme „mit Zinsen". Jahrelang ging es darum, seine Figurprobleme durch Abnehmen zu lösen. Doch das war nicht die Lösung! Abnehmen kann der Mensch mit der krassesten Form der Fehlernährung: Wer nichts isst, sich also der Null-Diät oder dem Heilfasten unterwirft, wird abnehmen. Wer konsequent FdH einhält, nimmt ab. Aber auch alle anderen so genannten Schlankheitsdiäten von der Sternzeichen- bis zur Blutgruppendiät lassen die Pfunde purzeln – doch anschließend kehren sie zurück.

Das wirkliche Problem besteht nicht in der Gewichtsabnahme, sondern in der anschließenden Stabilisierung des Gewichts. Jede Diät, die beginnt und nach einer bestimmten Zeit beendet wird, programmiert die Wiederzunahme, weil das jahrelang gewohnte Ess- und Bewegungsverhalten nur für die Diät kurzfristig geändert, anschließend aber wieder realisiert wird.

Da die Übergewichtigen in Deutschland inzwischen die Mehrheit ausmachen, hat es auch wenig Sinn, die Schuld daran dem einzelnen Menschen zuzuschieben. Statt Schuld sollte man besser von einer kollektiven Schicksalsfrage sprechen. Denn evolutionsbiologische Programme in Wechselwirkung mit den modernen Lebensbedingungen fördern die Gewichtszunahme.

Ich habe versucht, die Ursachen der Gewichtszunahme zu erklären, um daraus die notwendigen Bedingungen für ein verändertes Ess- und Bewegungsverhalten abzuleiten. Nicht Wissen, sondern Training verändert das Verhalten und kann zu neuen Gewohnheiten führen, die eine Gewichtsstabilisierung nach der Abnahme begünstigen.

„Abnehmen beginnt im Kopf", erfordert dann aber ein tägliches Training in kleinen Schritten, damit die Motivation erhalten bleibt und das Vorhaben nicht zur Belastung wird. Ich wünsche Ihnen, dass Sie sich Zeit nehmen, um von Woche zu Woche kleine Veränderungen in Ihrem Ess- und Bewegungsverhalten zu trainieren. Schließlich möchten auch Sie, dass sich Ihre Lebensqualität verbessert, wenn Sie die dicke Chance für ein schlankeres Leben nutzen.

Sie werden erleben, dass Ihre Gewichtsabnahme und die anschließende Stabilisierung möglich sind, wenn Sie sich nicht überfordern und fair mit sich selbst umgehen. Schließlich wollen Sie auch weiterhin mit Freude Ihr Essen genießen.

Göttingen, im März 2009 *V. Pudel*

# 1 Übergewicht und Adipositas – was ist das?

Menschen, die dick sind, leiden unter Übergewicht. Menschen, die extrem dick sind, leiden unter Adipositas. Der Begriff „Adipositas“ ist der medizinische Fachausdruck für erhebliches Übergewicht mit gesundheitlichen Risiken. Bleibt die Frage: Wann ist ein Mensch dick, wann ist er extrem dick? Verglichen mit den Models, die wir alle aus Werbung und Fernsehen kennen, sind nahezu alle Deutschen dicker. Sind sie darum bereits übergewichtig oder gar adipös?

## 1.1 Zu viel Gewicht für die Körpergröße?

Das Gewicht allein reicht nicht aus, um zu beurteilen, ob ein Mensch übergewichtig ist. Kleine Menschen wiegen meist weniger als große. Also muss die Körpergröße herangezogen werden, um das Körpergewicht zu beurteilen. Doch das reicht immer noch nicht, denn Übergewicht im medizinischen Sinn besagt, dass zu viel Körperfett existiert. Ein mit Muskeln bepackter Körper, wie wir ihn oft bei Leistungssportlern beobachten, ist zwar deutlich schwerer, besteht aber nicht aus übermäßigem Fettgewebe. Erst die überdurchschnittlich große Fettansammlung am Körper ist es, die zu gesundheitlichen Problemen führt.

Nun ist es nicht möglich, mit einer Badezimmerwaage den Fettanteil im Körper zu messen. Die Waage bestimmt nur, wie viel Kilogramm der Mensch wiegt. Die Messlatte zeigt an, wie viel Zentimeter ein Mensch groß ist. Es gibt noch ein drittes Messinstrument, das Maßband, mit dem der Bauchumfang bestimmt werden kann. Neuerdings werden auch „Fettwaagen“ angeboten, die den elektrischen Widerstand im Körper messen (*B*io-*I*mpedance-*A*nalyse, kurz BIA) und darüber den Fettanteil schätzen lassen.

**Halten wir fest:**

Das Gewicht allein sagt nicht, ob Übergewicht besteht. Übergewicht und Adipositas bezeichnen einen überdurchschnittlich hohen Fettanteil im Körper, der die Gesundheit gefährdet. Mit verschiedenen Methoden lässt sich der Fettanteil und damit der Grad von Übergewicht und Adipositas schätzen.

## 1.2 So kann Übergewicht/Adipositas berechnet werden

Die Wissenschaft hat eine einfache Formel entwickelt, um das Gewicht zu beurteilen. Der so genannte Body-Mass-Index (Körper-Massen-Index), kurz als BMI bezeichnet, nutzt das Gewicht in Kilogramm und die Körpergröße in Meter:

$$\text{BMI} = \text{Gewicht [kg]} / \text{Körpergröße [m]}^2$$

Beispielrechnung: Ein Mensch, der 80 kg wiegt und 1,80 m groß ist, rechnet:

$$\text{BMI} = 80 / 1{,}8^2 = 80 / (1{,}8 \cdot 1{,}8) = 80 / 3{,}24 = 24{,}7$$

Das Ergebnis 24,7 sagt für sich allein noch nichts. Dazu gibt es Grenzwerte, die den BMI in Gruppen einteilen. International sind die in Tabelle 1 dargestellten Bewertungen üblich.

**Tabelle 1:** Einteilung in BMI-Gruppen

| BMI | Bewertung |
|---|---|
| unter 18,5 | Untergewicht |
| 18,5 bis 25 | Normalgewicht |
| 25 bis 30 | Übergewicht |
| 30 bis 35 | Adipositas Grad I |
| 35 bis 40 | Adipositas Grad II |
| über 40 | Adipositas Grad III |

Die Diagnose „Adipositas“ beginnt bei einem BMI über 30, der BMI-Bereich zwischen 25 bis 30 bezeichnet „Übergewicht“. Adipositas gilt in jedem Fall als behandlungsbedürftig, während Übergewicht dann reduziert werden sollte, wenn gewichtsabhängige Risikofaktoren wie Diabetes, Bluthochdruck, Fettstoffwechselstörungen oder ein erheblicher Leidensdruck vorliegen. Sollten Sie allerdings ausgeprägte Muskeln haben, dann dürfen Sie diese Grenzen etwas nach oben verschieben.

Da insbesondere die Fettablagerung am und vor allem im Bauch gefährlich ist, gibt das Maßband einen guten Hinweis: *Der Bauchumfang über 102 cm beim Mann und über 88 cm bei der Frau ist ein Alarmsignal!* Gut ist es, wenn der Umfang beim Mann unter 94 cm und bei der Frau unter 80 cm liegt. Neueste Studien haben ergeben, dass der Bauchumfang höhere Aussagekraft hat als der BMI. Gerade bei Männern ist der „dicke Bauch“ typisch („Apfeltyp“), während Frauen häufiger die Fettpolster an Po und Oberschenkeln ansetzen („Birnentyp“). Der „Apfeltyp“ ist für den Stoffwechsel deutlich riskanter als der „Birnentyp“.

Die „Fettwaagen“ schätzen den Fettanteil im Körper über den elektrischen Widerstand, der gemessen wird, wenn ein schwacher Strom durch den Körper fließt. Wird ein Fettanteil von unter 25 % bei Männern und unter 30 % bei Frauen angezeigt, so ist das noch akzeptabel, auch wenn geringere Werte besser wären. Da die Schätzwerte dieser BIA-Geräte durch Tageszeit und andere Bedingungen beeinflusst werden, sollte man einmal pro Woche zur gleichen Zeit die Bestimmung vornehmen lassen und dann die Werte in der zeitlichen Abfolge miteinander vergleichen.

Trotz aller Formeln und Messgeräte gibt es noch eine gute Methode: die Blickdiagnose. Wer sich unbekleidet im Spiegel anschaut, wird gut beurteilen können, ob und wo sich übermäßige Fettpolster angesammelt haben.

**Halten wir fest:**

Der Body-Mass-Index (BMI) bewertet das Gewicht in Relation zur Körpergröße. Der Bauchumfang informiert, ob zu große Ansammlungen von riskantem Bauchfett bestehen. Die „Fettwaagen“ schätzen indirekt den Körperfettanteil. Nicht zu vergessen: die eigene Blickdiagnose!

## 1.3 Das geltende „Schönheitsideal“

Als Mitte der 60er Jahre die deutsche Bevölkerung von Jahr zu Jahr mehr an Gewicht zunahm – schließlich eröffneten Supermärkte und Autos wurden gekauft – wurde plötzlich das schlanke Schönheitsideal erfunden und durch das magersüchtige Model „Twiggy“ in den Medien vermarktet. Schlanksein war „in“ und zahllose Diäthelfer boten sich an, um „schön und schlank“ zu werden. Doch dieses extrem schlanke „Schönheitsideal“ hat bis heute mit dem Normalgewicht nichts zu tun: dieses angeblich schöne Gewicht muss als *Untergewicht* bezeichnet werden. Auch die heutigen Models hungern sich auf einen BMI unter 18, leiden darum oft unter Essstörungen (z. B. Ess-Brechsucht). Schon wurden Initiativen gestartet, solche mageren Models nicht mehr für Werbezwecke o. Ä. einzusetzen. Ohne Ergebnis allerdings.

Schönheitsideale sind (leider) immer so gestaltet, dass sie die große Mehrheit der Bevölkerung nicht erfüllt. Als zu Rubens’ Zeiten die Frauen wegen Nahrungsknappheit dünn waren, schuf der Maler seine üppigen Frauen, die zum Ideal wurden. Als die Bevölkerung um 1920 von der Feldarbeit braun gebrannt war, kam die „vornehme Blässe“ auf, die mit Puder die Bräune abdeckte. Heute ist braungebrannt wieder „in“, da die Büromenschen blass sind und sich darum auf Sonnenbänke legen. Immer weniger Deutsche können tatsächlich kochen, darum boomen die Kochsendungen auf jedem Kanal. Immobilität ist verbreitet, aber die Couch-Potatoes sitzen vor dem Fernseher und freuen sich an der Sportschau.

Das „Schönheitsideal“ sollte Ihr Leben nicht bestimmen, so lange Ihr BMI unter 25 liegt. Knapp 10 % der deutschen Frauen können Konfektionsgröße 38 tragen. Gut 90 % können also nur davon träumen. Doch aus diesem Traum können Albträume werden. Menschen sind „Naturprodukte“, die nicht Millimeter- oder Grammgenau in eine Schablone passen – wie Autos, die vom Band laufen.

Die weite Spanne des BMI von 18,5 bis 25 lässt individuellen Spielraum, um sich sein Wohlfühlgewicht auszusuchen, das gesundheitlich günstig ist. Die „Vorgabe“, die Models über Werbung oder Bildschirm senden, hat wenig mit Gesundheit und Wohlgefühl zu tun. Und mit „Schönheit“ eigentlich auch nicht, oder?

**Halten wir fest:**

Das extrem schlanke Schönheitsideal fördert Essstörungen und muss als Untergewicht verurteilt werden. Ideale sind immer so beschaffen, dass sie kaum jemand erfüllt. Darum entdecken Sie Ihr persönliches Wohlfühlgewicht, bei dem Sie genussvoll essen und gesund leben können. Erleben Sie Lebensqualität mit einem BMI zwischen 18,5 und 25 oder mit dem günstigen Bauchumfang.

## 1.4 Folgen des Übergewichts

Es ist unmittelbar einsichtig, dass die Gelenke dauerhaft Schaden nehmen, wenn sie durch ein schweres Körpergewicht belastet werden. Es ist unmittelbar einsichtig, dass dicke Menschen weder gerne in die Turnhalle gehen noch gerne Rad fahren. Es ist unmittelbar einsichtig, dass übergewichtige Menschen in einer Gesellschaft, die das magere Schönheitsideal hoch hält, wenig Lust haben, öffentlich aufzutreten.

Übergewicht ist Merkmal für den ersten Blick, das keinem verborgen bleibt. Nicht zuletzt dadurch gibt es zahllose Vorurteile, unter denen dicke Menschen leiden: Sie werden für willensschwach gehalten, gelten als „Naschkatzen" oder werden gar als unintelligent eingestuft. Nichts von dem stimmt tatsächlich, aber die öffentliche Meinung ist so. Das erzeugt bei den Betroffenen natürlich Leidensdruck. Millionen von Diäten werden angefangen, selten bis zu Ende durchgehalten. Die kritische Beurteilung des eigenen Körpergewichts ist eine heikle Geschichte: mehrheitlich sind die Menschen mit ihrem Gewicht unzufrieden.

Aber auch der Organismus fühlt sich durch große Fettansammlungen, insbesondere um die Bauchregion, nicht wohl. Das allerdings bemerkt ein Mensch, der zunimmt, nicht sofort. Erst wenn ihn der Hausarzt kritisch ansieht und etwas von Diabetes, Bluthochdruck oder zu hohen Blutfettwerten murmelt, dringt so allmählich ins Bewusstsein, dass sich Übergewicht als Risikofaktor im Stoffwechsel bemerkbar gemacht hat.

Über die Jahre fördern Übergewicht (besser: Adipositas) und Bewegungsmangel das treffend bezeichnete „tödliche Quartett", das metabolische

Syndrom. Dann spielt der Stoffwechsel völlig verrückt und leidet an Diabetes Typ 2 (früher Altersdiabetes), Fettstoffwechselstörungen und Bluthochdruck, das sind die Hauptrisikofaktoren für koronare Herzkrankheiten.

Die Liste jener Risikofaktoren, die durch hohes Übergewicht gefördert werden, ist sehr, sehr lang (z. B. Schlafstörungen mit Atemaussetzern in der Nacht, Osteoporose, Krebs). Es lohnt daher in jedem Fall, Adipositas zu behandeln, also Fettgewebe abzubauen. Doch das ist leichter gesagt als getan. Die erfolgreichsten Maßnahmen besprechen wir in Kapitel 3.

**Halten wir fest:**

Das abgelagerte, überschüssige Fett in der Bauchregion belastet Körperfunktionen und kann zu schweren Erkrankungen führen. Das Gewicht selbst belastet die Gelenke und motiviert nicht zu körperlicher Aktivität. Der „öffentliche Eindruck" durch Übergewicht führt zu seelischem Leidensdruck. Es gibt nur gute Gründe, um abzunehmen – auch wenn das – zugegeben – nicht einfach ist.

# 2 Wie entsteht die Gewichtszunahme?

Ganz einfach! Wenn mehr Nahrungsenergie (gemessen in Kilokalorien) aufgenommen wird als der Körper verbraucht (für Bewegung und alle anderen Körperfunktionen), dann wird die überschüssige Energie als Fett in den Zellen gespeichert. Die Ursache der Gewichtszunahme wird daher auch „positive Energiebilanz“ genannt. Doch so einfach das klingt, so schwierig wird es, wenn wir die positive Energiebilanz genauer betrachten. Ist das wirklich eine gute Erklärung? Wer die Ursache des Alkoholismus im übermäßigen Alkoholkonsum sieht, erklärt nicht wirklich, wie Alkoholismus entsteht, denn die Frage bleibt offen: *Warum* trinkt ein Mensch so viel Alkohol?

## 2.1 Was erklärt mir die „positive Energiebilanz“?

Nicht alles, aber schon eine ganze Menge. Ohne positive Energiebilanz wird kein Mensch zunehmen können. Das ist Naturgesetz! Die in den Fettzellen eingelagerte Energie muss irgendwoher stammen. Wasser und Luft erzeugen kein Übergewicht. Medikamente übrigens auch nicht, denn sie liefern keine Kalorien. Aber sie können, wie Psychopharmaka oder Cortison, eine Gewichtszunahme fördern. Davon später.

Der Organismus braucht Energie, um die Grundfunktionen des Körpers zu unterhalten, also Atmung, Herzschlag oder Wärmeerzeugung. Diese Grundenergie, die permanent benötigt wird, nennt man den Grundumsatz. Der wird auch benötigt, wenn der Mensch im Bett liegt.

Für jede körperliche Aktivität, die Muskelarbeit verlangt, wird ebenfalls Energie benötigt, sie wird als Arbeitsumsatz bezeichnet. So bestimmen also im wesentlichen Grundumsatz und Arbeitsumsatz, wie viel Energie insgesamt benötigt wird. Der Grundumsatz ist eine eher konstante Größe, während der Arbeitsumsatz erheblich durch körperliche Aktivität gesteigert werden kann.

Zurück zur positiven Energiebilanz, die auf der einen Seite durch die verzehrten (festen und flüssigen) Kalorien, auf der anderen Seite durch Grundumsatz und Arbeitsumsatz bestimmt ist. Mit Essen und Trinken, aber auch mit körperlicher Bewegung kann der Mensch also selbst Einfluss auf seine Energiebilanz nehmen. Das ist die Chance!

Jeder hat Menschen beobachtet, die viel essen und normalgewichtig sind, aber auch übergewichtige Menschen, die eher wenig essen. Es gibt also nicht die absolute Energiebilanz, die für alle Menschen gilt, sondern entscheidend ist nur die relative, individuelle Energiebilanz. Damit ist ihr Erklärungswert schon arg eingeschränkt, denn sie sagt nicht, dass Übergewichtige überdurchschnittlich viel essen müssen. Lediglich bezogen auf ihren individuellen Energieverbrauch essen sie einen „kalorischen Überschuss".

**Halten wir fest:**

Wer an Gewicht zunimmt, isst oder trinkt mehr Kalorien als sein Körper verbraucht. Der Verbrauch wird durch Grundumsatz und Arbeitsumsatz bestimmt. Die Energiebilanz ist eine individuelle Bilanz, für die es keine absoluten Zahlenwerte gibt.

## 2.2 Vererbung oder Umwelt?

Was sind die Gründe dafür, dass manche Menschen mehr essen und schlank bleiben, andere eher weniger essen und an Gewicht zunehmen? Gibt es gute und schlechte Futterverwerter? Oft wird beobachtet, dass dicke Kinder bei Eltern aufwachsen, die eher kräftig sind. Wird Übergewicht auch vererbt? Oder hängt es wirklich nur davon ab, wie viel ein Mensch isst und wie intensiv er sich bewegt? Sind gar „die Drüsen" schuld? Oder bestimmt der „starke Knochenbau" das Gewicht?

Jahrzehntelang wurden diese „Erklärungen" als „Ausreden der Dicken" abgetan. Doch inzwischen liegen eindrucksvolle, wissenschaftliche Untersuchungen vor, die beweisen, dass die so genannten „Ausreden der Dicken" tatsächlich zutreffen. Lediglich der „starke Knochenbau" blieb als Ausrede auf der Strecke, denn so schwer kann das Skelett überhaupt nicht sein, um damit das Übergewicht zu erklären.

Albert Stunkard, Professor in Philadelphia, wollte beweisen, wie wichtig die Lebensbedingungen für die Entstehung von Übergewicht sind. Seine Studie allerdings bewies genau das Gegenteil! Er untersuchte in Dänemark und Schweden 540 Kinder, die in frühester Kindheit adoptiert wurden. Das Körpergewicht der Adoptivmütter und -väter verglich er dann mit dem Gewicht der Adoptivkinder, die mit ihnen zusammen gegessen und gelebt haben. Trotz der gleichen Umwelt zeigte sich keine Übereinstimmung zwischen dem Gewicht der Adoptivkinder und ihren Adoptiveltern. Erst als Professor Stunkard dann die biologischen Eltern besuchte und gewogen hat, war die Überraschung perfekt: Das Körpergewicht der leiblichen Eltern korrespondierte perfekt mit dem Gewicht ihrer Kinder, die zur Adoption freigegeben wurden.

Seither haben viele Studien mit eineiigen, also erbidentischen Zwillingen und zweieiigen Zwillingen, die gemeinsam oder getrennt aufgewachsen sind, deutlich gezeigt: Es gibt eine genetische Disposition für die Regulation des Körpergewichts. Das bedeutet aber nicht, dass Übergewicht direkt vererbt wird. Die Veranlagung dazu ist zwar in den Genen programmiert, aber deshalb muss ein Mensch nicht zwangsläufig übergewichtig werden.

Claude Bouchard, Professor in Toronto, hat ein tolles Experiment durchgeführt. Er nahm 26 junge Männer für 100 Tage stationär auf und servierte ihnen täglich ihr gewohntes Essen. Allerdings mussten seine Versuchspersonen jeden Tag 1.000 Extrakalorien zusätzlich essen (das entspricht etwa zwei Tafeln Schokolade). Ein Mastversuch! Natürlich nahmen alle Männer zu. Doch die Gewichtszunahmen variierten von gut vier bis knapp 14 Kilogramm. Professor Bouchard hat damit bewiesen, dass es „gute“ und „schlechte Futterverwerter“ gibt. Seine Versuchspersonen waren jeweils eineiige Zwillinge, die relativ ähnliche Gewichtszunahmen zeigten. Damit ist bewiesen, dass auch das Ausmaß der Gewichtszunahme ins genetische Programm geschrieben ist.

In den letzten Jahren entdeckten Forscher auch bestimmte Hormone, die im Magen- und Darmtrakt dafür verantwortlich sind, wie die Hunger- und Sättigungsregulation funktioniert. Im Fettgewebe wurde der Stoff „Leptin“ entdeckt, der auf das Körpergewicht einwirkt. Doch bis heute werden alle diese Stoffe noch erforscht. Eine praktische Anwendung ist noch nicht in Sicht.

**Halten wir fest:**

Die „Ausreden der Dicken“ sind keine Ausreden. Viele biologische Regulationsprozesse sind erforscht worden, die auf das Gewicht einwirken. Auch evolutionsbiologische Programme (Genetik) für die Gewichtsregulation sind inzwischen bewiesen, die früher den Menschen durch Fettspeicherung das Überleben von Notzeiten ermöglichten.

## 2.3 Übergewicht: Schuld oder Schicksal?

Die weit verbreitete Schuldzuweisung an die „Dicken“, sie seien selbst schuld an ihrem Übergewicht, muss als Vorurteil zurück gewiesen werden. Wir wissen heute, dass die Natur eine Vielzahl von genialen Programmen entwickelt hat, die die Menschheit in Notzeiten vor dem Verhungern geschützt haben. Da seit fast 60 Jahren in Europa keine Hungersnot mehr eingetreten ist, läuft das Fettspeicherprogramm sozusagen „leer“, es sorgt mit prall gefüllten Fettzellen für Notzeiten, die nicht mehr erlebt werden.

Aber es sind nicht nur die evolutionsbiologischen Programme, die für Übergewicht verantwortlich sind. Die modernen Lebensverhältnisse fördern ebenfalls eine Gewichtszunahme. Die körperliche Bewegung wird nicht mehr verlangt, sie ist von der Technik übernommen worden. Rolltreppen und Lifts ersparen das Treppensteigen, Fahrräder und Autos entlasten von Fußwegen, die Fernsteuerung für den Fernseher garantiert das bequeme Sitzen im Sessel, die Küchenmaschine knetet den Hefeteig. So ist der Alltag von körperlicher Anstrengung nahezu befreit und der Arbeitsumsatz ist erheblich gesunken.

Die Supermärkte sind übervoll. Die Lebensmittel werden über Discountpreise vermarktet. Sonderangebote locken zum Einkauf. Die Packungsgrößen werden immer größer. Inzwischen sind XXL-Portionen der Regelfall. Mit dem Einkauf beginnt das Essverhalten, denn was eingekauft wurde, wird auch gegessen.

So treten die genetischen Programme mit den Lebensverhältnissen in eine Wechselwirkung und verstärken sich gegenseitig. Was die Natur als Hilfe gegen die Not entwickelt hat, potenziert die Wirkung unter Überfluss. Die

Frage, zu wie viel Prozent Genetik und zu wie viel Prozent Umwelt am Übergewicht beteiligt sind, ist daher falsch gestellt. Die *Wechselwirkung* zwischen Evolutionsprogrammen und Überfluss (mit Immobilität) ist es, die als Ursache zählt. In der Nachkriegszeit bei gleichem Genpool wie heute gab es kein Übergewicht, denn unter Nahrungsmangel hat die Genetik keine Chance.

Inzwischen sind über 50 % der Deutschen übergewichtig – Übergewicht ist längst kein individuelles, sondern ein kollektives Problem. Darum macht es keinen Sinn, von individueller Schuld zu sprechen. Es ist vielmehr ein kollektives Schicksal, das über 40 Millionen Deutsche ins Übergewicht gebracht hat.

Doch die Gewichtszunahme ist dennoch kein unentrinnbares Schicksal, denn Sie haben die Chance, Ihren Lebensstil und Ihre Lebensverhältnisse selbst zu gestalten. Die wesentlichen Faktoren der Energiebilanz, nämlich den Input (Nahrungsaufnahme) und den Output (Arbeitsumsatz) können Sie selbst verändern. Das ist – zugegeben – nicht einfach. Und Sie können auch eine Menge falsch machen, dann nämlich nehmen Sie zu und nicht ab. Über Ihre Möglichkeiten sprechen wir im nächsten Kapitel.

**Halten wir fest:**

Weder Genetik noch Umwelt alleine verursachen die Gewichtszunahme. Es ist die Wechselwirkung zwischen Genetik und Umwelt, die zählt. Die erbliche Veranlagung zu Übergewicht ist bewiesen, doch wird die Energiebilanz erst positiv, wenn die Energieaufnahme zu hoch oder der Energieverbrauch zu tief ist. Ihre Chance: Wirken Sie auf Energieverbrauch und Energieaufnahme ein. Übergewicht ist kein unentrinnbares Schicksal.

# 3 Was kann ich gegen mein Übergewicht tun?

Kein Thema wird in den Medien so breit behandelt wie Übergewicht und Diät. Der Buchmarkt bietet unzählige Titel an, die versprechen, die Pfunde schmelzen zu lassen. Seminare und Kurse, auch im Internet, bieten sich als Helfer an. Wenn sie alle wirklich das leisten, was sie versprechen, wären Millionen Übergewichtige inzwischen schlank. Doch ganz im Gegenteil: Das durchschnittliche Gewicht der Bundesbürger steigt weiter an und der Ausdruck „Jojo-Effekt" ist längst in der Umgangssprache bekannt.

## 3.1 Gewichthalten ist wichtiger als Gewichtsabnahme

Diäten versprechen unisono eine Gewichtsabnahme. „Zehn Kilo in 14 Tagen" heißt es da. Oder: „Abnehmen, ganz ohne zu hungern". Solche Diätversprechen motivieren natürlich viele, doch den Misserfolg erlebt der Mensch allein. Eigentlich sollte es auch nicht nur um das Abnehmen gehen, sondern um die Gewichtsstabilisierung nach der Gewichtsabnahme. Das eigentliche Problem ist nämlich nicht die Abnahme, sondern der anschließende Langzeiterfolg.

Das Gewicht sinkt, wenn die Energiebilanz negativ wird, also weniger Kalorien aufgenommen als ausgegeben werden. Das gelingt fast mit jeder Methode, gleich wie die Diät genannt wird. Selbst die krasseste Fehlernährung erzielt eine Gewichtsabnahme. Null-Diät oder „Heilfasten" lassen die Pfunde purzeln, ebenso wie die Sternzeichen-, harte Eier-, Mayo-, Atkins- oder Blutgruppendiät. Auch FdH funktioniert. Trennkost auch. Eigentlich können Sie irgendeine Diät machen, und Sie werden abnehmen – aber anschließend wieder zunehmen. Mit Zinsen. Das wird Jojo-Effekt genannt. Und genau das ist *nicht* die Problemlösung!

Typisch für alle Schlankheitsdiäten ist, dass sie Ihnen für eine bestimmte Zeit vorschreiben, was und wie viel Sie essen (und trinken) dürfen. Die Diätphase hat mit Ihrem gewohnten Essverhalten nichts zu tun. Sie müssen eine andere Speisenwahl treffen, Mengen abwiegen oder zu bestimmten Zeiten essen bzw. nicht essen. Dieses von der Diät vorgegebene Essverhalten baut Gewicht ab, denn jede Diät ist so konzipiert, dass Sie weniger

Kalorien aufnehmen als vorher. Diesem Prinzip werden nur die unterschiedlichsten (Fantasie-)Namen gegeben.

Wenn Sie dagegen auf Ihre Gewichtsstabilisierung auf niedrigem Niveau abzielen, dann nähern Sie sich der wirklichen Problemlösung. Übergewicht entsteht nicht von heute auf morgen, sondern die Fettzellen füllen sich langsam, aber stetig über Jahre. Die der Gewichtsabnahme folgende Zeit verlangt von Ihnen ein neues, an das Gewicht angepasstes Ess- und Bewegungsverhalten, damit sich der schleichende Prozess der Fetteinlagerung nicht wiederholt, d. h. die Energiebilanz muss langfristig ausgeglichen bleiben.

Es ist unmöglich und viel zu viel verlangt, sein weiteres Leben nach den Rezepten einer Diät zu leben. Gutes Essen und das Geschmackserlebnis sind wichtige Elemente Ihrer Lebensqualität. Im Durchschnitt rangiert bei den Deutschen – wie wir in einer repräsentativen Befragung festgestellt haben – das „gute Essen“ nach „Urlaub“, „Familie“ und „Sex“ auf Rangplatz 4 der Lusthierarchie!

Jede Diät also, die Ihnen nicht richtig schmeckt oder zu viel Aufwand abverlangt, wird zunächst begonnen, aber dann auch beendet. Das über Wochen mühsam ertragene Diätverhalten wird wieder durch das gewohnte Essverhalten ersetzt. „Gott sei Dank“, seufzt man, „jetzt macht Essen wieder Spaß“ – und die Energiebilanz wird wieder positiv. Bis zur nächsten Diät. Darüber sprechen wir im nächsten Kapitel.

Wenn Sie Ihre langfristige Gewichtsstabilität im Auge haben, dann müssen Sie ein Ess- und Bewegungsverhalten trainieren, mit dem Sie abnehmen, aber auch Ihr Gewicht halten können. Ein solches Trainingsprogramm hat einen Anfang – aber kein Ende. Das gelingt nur, wenn Sie in kleinen Schritten etwas anders essen und sich von Woche zu Woche mehr bewegen. Sie trainieren einen etwas anderen Lebensstil, denn nur so können Sie dem Jojo-Effekt entkommen. Genau diesen Weg möchte ich Ihnen vorschlagen und mit praktischen Beispielen erläutern.

Es ist auch nicht ratsam, sich sein Abnahmeziel zu hoch zu setzen. Wer zehn Kilogramm abnimmt und anschießend wieder zunimmt, ist schlechter dran als jemand, der fünf Kilogramm abnimmt und dieses Gewicht dann hält. Für Ihre Gesundheit sind die ersten Gewichtsverluste viel wichtiger als die jeweils nachfolgenden! Also, keine Schaukelpolitik mit dem Gewicht treiben.

Keine unrealistischen Ziele anpeilen. Lassen Sie sich Zeit, je langsamer die Pfunde verschwinden, um so besser gelingt die Gewichtsstabilisierung.

**Halten wir fest:**

Selbst mit der krassesten Fehlernährung gelingt die Gewichtsabnahme. Aber nicht die anschließende Gewichtsstabilisierung. Diäten erzeugen eine negative Energiebilanz, zwingen aber ein ungewohntes Essverhalten auf. Darum werden sie nach kurzer Zeit wieder beendet und der Jojo-Effekt stellt sich ein. Die Chance liegt in einer Änderung des Lebensstils in kleinen Schritten, der beibehalten werden kann. So wird das eigentliche Ziel erreicht: Die Gewichtsstabilisierung.

## 3.2 Warum Schlankheitsdiäten alles noch schlimmer machen

Was ist eine 1.000-Kalorien-Diät eigentlich? Klar, eine freiwillige Hungersnot, denn 1.000 Kalorien machen nicht satt. Je strenger die Diäten die Kalorienaufnahme beschränken, um so rascher sinkt das Gewicht. Wer permanent hungert (Null-Diät), braucht körpereigene Energiereserven zur Ernährung des Körpers auf und wird natürlich dadurch leichter. Alle Diäten basieren auf dem Prinzip der Energiebilanz. Doch darum sind sie noch lange nicht empfehlenswert, denn sie sorgen anschließend für eine Wiederzunahme „mit Zinsen". Und das hat einen einleuchtenden Grund.

Durch die schon besprochenen evolutionsbiologischen Programme kann Ihr Organismus mit Hungersnot umgehen. Natürlich weiß er nicht, ob eine Hungersnot tatsächlich besteht oder ob eine (freiwillige) Hungersnot nur vorgetäuscht wird. Darum versucht auch Ihr Körper während einer Diät Ihr Leben zu sichern und aktiviert alle Sparprogramme. So senkt er die Oberflächentemperatur der Haut ab. Verlangsamt den Herzschlag. Und schraubt den Grundumsatz herunter, indem Muskeleiweiß als Energieträger abgebaut wird. Das ist ein Dilemma.

Erstens soll mit der Gewichtsabnahme Körperfett eingeschmolzen werden und kein Muskelabbau stattfinden. Zweitens reduziert der Muskelabbau den Grundumsatz und macht damit das Abnehmen immer schwieriger, weil so der Energieverbrauch gesenkt wird. Kluge Maßnahmen, um das Überleben zu sichern, aber ungünstige Maßnahmen, um abzunehmen.

Gut untersucht sind diese Ergebnisse bei der Null-Diät. Wenn die Nahrungsaufnahme eingestellt wird, sinkt das Gewicht. Aber gut ein Drittel des Gewichtsverlustes geht auf Muskeleiweiß zurück und nur ein weiteres Drittel auf Fettabbau. Dadurch wird der Energieverbrauch gesenkt, und wenn anschließend wieder „wie vorher" gegessen wird, ist das eine Überernährung, die zu erneuter Fetteinlagerung führt.

Wir wissen heute, dass jede Wiederzunahme mehr Fett, aber weniger Muskelmasse erzeugt, so dass auf Dauer gesehen durch diese Gewichtsschwankungen der Grundumsatz erniedrigt wird. Oder plastisch ausgedrückt: Jojo-Effekte machen den Menschen immer „fettiger" und muskelärmer. Damit wird eine Gewichtsstabilisierung immer schwieriger.

**Wir halten fest:**

Auf freiwillige Hungersnöte in Form von Diäten aktiviert der Organismus seine Sparprogramme, baut Muskeln ab, senkt den Grundumsatz. Damit werden das Abnehmen und die Gewichtsstabilisierung immer schwieriger. Kurz: Schlankheitsdiäten machen auf Dauer dick.

## 3.3 Kalorienzählen hilft nicht wirklich

Kalorientabellen finden sich in fast jedem Haushalt. „Kalorien" sind für viele Menschen etwas, vor dem sie Angst haben. Schließlich befürchtet jeder: „Kalorien machen dick". Allerdings bietet kein Supermarkt „Kalorien" an. Kalorien kann man nicht sehen, nicht schmecken und auch nicht riechen. Kalorien (genauer sind Kilokalorien gemeint) sind lediglich eine Maßeinheit, mit der die Energie in Lebensmitteln angegeben wird. Auch Grundumsatz und Arbeitsumsatz werden in Kilokalorien gemessen.

Kalorien sind insofern wie Kilometer oder Kilogramm. Diese Maßeinheiten sind für sich genommen nicht aussagekräftig, denn sie müssen sich auf etwas beziehen, z. B. zehn Kilometer Landstraße oder 80 Kilogramm Paketgewicht. Kalorien, die verzehrt werden, können nur durch Fett, Kohlenhydrate, Eiweiß oder Alkohol geliefert werden. Dabei liefern jeweils ein Gramm Kohlenhydrate oder Eiweiß gut 4 Kilokalorien, Alkohol 7 und Fett über 9 Kilokalorien. Und schon drängt sich die Frage auf: Sind diese Kalorien alle gleich?

10 Kilometer sind natürlich die gleiche Strecke, egal, ob ich 10 km Autobahn oder 10 km Feldweg vor mir habe. Doch als Autofahrer erlebe ich diese 10 km völlig anders. Auf der Autobahn sind es „schnelle Kilometer", auf dem Feldweg „langsame Kilometer". Ist das mit Kalorien ähnlich?

Vergleichen wir einmal acht Schokotrüffel mit sechs Bananen. Die Kalorientabelle informiert uns, dass sowohl die acht Schokotrüffel als auch die sechs Bananen 570 kcal liefern. Kaum zu glauben, denn die acht Schokotrüffel können schnell verzehrt werden, mit den sechs Bananen tut man sich schon schwerer. Es sind große Mengenunterschiede, auch sind die ausgelösten Sättigungsgefühle sehr unterschiedlich. Die sechs Bananen machen satt, die acht Schokotrüffel weniger. Hat es Sinn, die Kalorien alle über einen Kamm zu scheren?

Wohl kaum, wenn wir das Sättigungsgefühl betrachten. Spitzenreiter für gute Sättigungswirkung sind Eiweißkalorien, gefolgt von Kohlenhydratkalorien, dann kommen Fett- und als Schlusslicht schließlich Alkoholkalorien, die so gut wie überhaupt nicht satt machen. Kohlenhydratkalorien bringen immer die größte Menge auf den Teller (z. B. Bananen), während Fettkalorien (z. B. Öl) kaum Volumen mitbringen. Die kurzfristige Sättigung nach dem Essen wird aber im wesentlichen durch das Nahrungsvolumen ausgelöst. Also, es ist wie mit den Kilometern. 100 Kalorien sind immer 100 Kalorien, aber wenn wir diese Kalorienmenge als Brotscheiben oder als Butter verzehren, dann wirken diese Kalorien durch ihr unterschiedliches Volumen anders.

Auch im Körper entfalten Kalorien unterschiedliche Wirkung. Insbesondere die Kohlenhydratkalorien regulieren Hunger und Sättigung, denn das Gehirn wird mit Glukose (Kohlenhydrat) ernährt. Die Speicher für Kohlenhydrate (in der Leber) sind vergleichsweise klein (ca. 300 Gramm), darum schaltet der Organismus auf „Hunger", wenn die Vorräte gegen Ende gehen – auch wenn noch gewaltige Mengen an Fettkalorien zur Verfügung stehen, doch die sind keine Nahrung fürs Gehirn. Darum meldet sich nach einer Bratwurst mit Pommes und Mayo bald wieder der Hunger, denn die paar Kohlenhydrate in den Pommes haben die Kohlenhydratspeicher nicht füllen können. Kurzfristig erlebte man Sättigung, weil der Magen gefüllt wurde, doch fettreiches Essen „hält nicht vor".

1992 erlebte ich eine große Überraschung. Zusammen mit der AOK haben wir ein Trainingsprogramm für Übergewichtige angeboten. In der ersten Woche füllten alle Teilnehmer ein Tagebuch aus, in das alles eingetragen wurde, was gegessen und getrunken wurde. Als 200.000 Tagebücher aus dem gesamten Bundesgebiet vorlagen, haben wir berechnet, wie viel Kalorien normal-, übergewichtige und sehr übergewichtige Teilnehmer aufnehmen. Die Überraschung: Kein Unterschied!

Als sich unser Erstaunen etwas gelegt hatte, wurde eine weitere Berechnung vorgenommen, denn Kalorien als solche kann kein Mensch essen oder trinken. Wir untersuchten daher die Fettkalorien und Kohlenhydratkalorien getrennt. Und der Computer bescherte uns klare Ergebnisse: Übergewichtige ernähren sich mit einem anderen Kalorien-Mix als Normalgewichtige. Ihr Mix besteht aus mehr Fett-, aber aus weniger Kohlenhydratkalorien. Diesen Mix nannte ich dann den „dicken Mix". Normalgewichtige essen einen umgekehrten Mix: weniger Fett-, mehr Kohlenhydratkalorien. Das ist der „schlanke Mix".

Übrigens, bei Kindern und Jugendlichen fanden wir die gleichen Ergebnisse. Dicke Kinder bevorzugen den „dicken Mix", normalgewichtige Kinder den „schlanken Mix". Schottische Kollegen haben wenig später diese Ergebnisse bestätigt. Sie analysierten zudem noch den Verzehr von Zucker und fanden ein Resultat, das auch Sie erstaunen lässt: Übergewichtige nehmen viel weniger Zucker auf als Normalgewichtige. Zucker ist ein konzentriertes Kohlenhydrat und erfüllt offenbar nicht die Rolle, die ihm immer nachgesagt wurde: Zucker als der Dickmacher!

Wenn es also auf den Kalorienmix ankommt, dann macht es wenig Sinn, einfach nur Kalorien zu zählen. Wenn Kalorie nicht Kalorie ist, dann müssen Sie darauf achten, welche Kalorien Sie essen oder trinken.

Wer Kalorien zählt, legt auch den Apfel weg, spart eine Scheibe Brot, isst kein Gemüse, denn natürlich sind in diesen Produkten auch Kalorien. Aber es sind exakt die Kalorien, von denen figurgeplagte Menschen ohnehin zu wenig essen. Wer abnehmen will, muss gerade diese Kalorien verzehren, die viel Menge auf den Teller bringen. Ist das nicht eine schöne Vorstellung: *Wer abnehmen will, muss mehr essen!*

Schnell zur Information, welche Lebensmittel vor allem Lieferanten für die vier unterschiedlichen Kalorienarten sind (vgl. Tabelle 2).

**Tabelle 2:** Kalorienarten – Sättigungsgefühl – Lebensmittel

| | | |
|---|---|---|
| **Kohlenhydratkalorien** | Gutes Sättigungsgefühl, bringen Volumen auf den Teller, liefern Vitamine und Mineralstoffe | In allen Pflanzenprodukten wie Gemüse, Obst und Salat, in Getreideprodukten wie Brot, in Kartoffeln, Nudeln und Reis. In Form von Zucker in Softdrinks, Kuchen und Süßigkeiten. |
| **Fettkalorien** | Geringes Sättigungsgegefühl, wenig Volumen, Geschmacksverstärker, lebenswichtige Fettsäuren | In tierischen Produkten wie Milch, Sahne, Käse, Butter, Schmalz, Wurst, Fleisch. In pflanzlichen Produkten wie Margarine, Öl, Kokosfett, Avocado. |
| **Eiweißkalorien** | Sehr gutes Sättigungsgefühl, liefern Bausteine für Muskelaufbau | In tierischen Produkten wie Milch, Käse, Eiern, Fleischwaren, aber auch in vielen Pflanzenprodukten, allerdings dort weniger gut verfügbar. |
| **Alkoholkalorien** | Keine Sättigungswirkung | In allen alkoholischen Getränken wie Bier, Wein, Sekt oder Spirituosen. |

Die Deutsche Gesellschaft für Ernährung gibt Empfehlungen heraus, die informieren, dass sich die Energiezufuhr für Erwachsene so zusammensetzen sollte:

- gut 50 % der aufgenommenen Kalorien sollten Kohlenhydratkalorien sein,
- 30 % bis 35 % der Kalorien sollten aus Fettkalorien stammen,
- 15 % bis 20 % der Kalorien sollten aus Eiweißkalorien kommen.

Ja, und Alkoholkalorien? Dafür besteht kein Bedarf! Allerdings motivieren Bedürfnisse die Menschen dazu, Alkohol zu trinken. Für Frauen werden 10 Gramm und für Männer 20 Gramm Alkohol am Tag toleriert. Das nur zu Ihrer Information.

Mit diesen Zahlen, die sehr abstrakt sind, werden Sie noch nicht viel an- können, denn kein Mensch weiß, wie viel Prozent seiner aufgenommenen Kalorien aus Kohlenhydraten oder Fett stammen. Wir werden noch an anschaulichen Beispielen zeigen, wie Sie Ihr Essverhalten günstig beeinflussen können.

**Wir halten fest:**

Es gibt keine Kalorie als solche. Fett, Kohlenhydrate, Eiweiß und Alkohol liefern Kalorien, die unterschiedlich den Teller füllen, unterschiedlich sättigen und im Körper verschiedene Aufgaben erfüllen. Es kommt also auf den Kalorienmix an. Übergewichtige verzehren eher den „dicken Mix“ (viel Fett, weniger Kohlenhydrate), Normalgewichtige wählen den „schlanken Mix“ (mehr Kohlenhydrate, weniger Fett). Kalorienzählen allein macht wenig Sinn.

## 3.4 Können Medikamente helfen?

Jeder, der eigene Diäterfahrungen hat, weiß, wie eine Diät belastet, die Stimmung verdirbt und die Lebensqualität beeinträchtigt. Warum gibt es keine Pille, die mich einfach schlank macht? Ich möchte nicht abnehmen, sondern morgens schlank aufwachen, das hat sich schon so mancher gewünscht. Doch der Traum von der problemlosen Schlankheit wird nie in Erfüllung gehen. Das hat seinen Grund:

Jedes Kilogramm Körperfett hat einen Brennwert von 7.000 Kilokalorien! Wer ein Kilogramm abnehmen möchte, muss also dafür sorgen, dass 7.000 Kilokalorien zusätzlich verbrannt, d. h. verbraucht werden. Das kann kein Medikament, leider.

Es gibt wenige Medikamente, die durchaus bei dem langen Prozess der Gewichtsabnahme helfen können. Sie sind alle rezeptpflichtig. Und ihre Wirkung ist nicht überwältigend – auch im Hinblick auf die Kosten. Dennoch sollen sie hier kurz vorgestellt werden:

Der erste Wirkstoff ist *Orlistat* und wird von Hoffmann-La Roche über Apotheken vertrieben (Handelsname Xenical®). Orlistat ist eine Substanz, die dafür sorgt, dass ca. 30 % des aufgenommenen Nahrungsfettes im Dünndarm nicht resorbiert, sondern ausgeschieden wird. Damit sind bereits die unerwünschten Nebenwirkungen angesprochen, denn durch hohe Fettaufnahme gelangt zu viel Fett in den Dickdarm und führt zu Fettdurchfällen. Andererseits ist dieser „Effekt“ auch eine Trainingshilfe, die unmissverständlich beweist, dass zu viel Fett gegessen wurde. Mit Orlistat kann ein fettnormalisiertes Essverhalten gelernt werden, das auch zur Gewichtsreduktion führt. Mitte 2009 wird Orlistat unter einem anderen Handelsnamen als freiverkäufliches Medikament mit geringerer Dosierung in die Apotheke kommen.

Die zweite Substanz *Sibutramin* (Handelsname Reductil®) wird von Abbott über Apotheken vertrieben und ist auch rezeptpflichtig. Sibutramin ist ein Serotonin-Noradrenalin-Wiederaufnahmehemmer und wirkt zentral, d. h. im Gehirn. Sibutramin vermindert den Appetit und erhöht durch Steigerung der Körperwärme den Energieverbrauch des Körpers. Da auch unerwünschte Nebenwirkungen beobachtet wurden, sollte die Einnahme mit dem behandelnden Arzt ausführlich besprochen und abgeklärt werden.

Daneben gibt es noch viele „Schlankheitsmittel“ in den Apotheken, die entweder Medizinprodukte oder Nahrungsergänzungsmittel sind. Zum Abnehmen taugen sie alle nicht, auch wenn die Werbung für viele dieser Produkte „wahre Wunder“ verspricht. Die Ärztin Anne Sander hat in ihrer Doktorarbeit neun der meistverkauften Schlankheitsmittel getestet. Das Ergebnis war eindeutig: Mit keinem der Mittel wurde eine bessere Abnahme gegenüber Placebo (Leerpräparat) erzielt. Das viele Geld, das diese Produkte kosten, kann man wirklich sparen.

## 3.5 Können Diätprodukte helfen?

Das Lebensmittelgesetz sieht in seiner Diätverordnung Produkte vor, die zum Abnehmen ausgelobt werden dürfen. In der Regel sind es Formula-Diäten, also Nährstoffgemische, die nach einer Formel zusammengesetzt sind. Sie liefern alle notwendigen Nährstoffe (Vitamine, Mineralstoffe), aber wenig Kalorien. So kann eine unriskante Gewichtsabnahme erfolgen. Der Abbau von Muskeleiweiß wird vermindert, da diese Formula-Diäten biologisch hochwertiges Eiweiß enthalten.

Solche Formula-Diäten fördern die Gewichtsabnahme, allerdings bieten sie mehr „Ernährung“ und keinen Essgenuss. Sie sind auch nur zu empfehlen, wenn sie in ein umfassendes Programm eingebunden sind, in dem nach der Abnahmephase ein anderes Ess- und Bewegungsverhalten trainiert wird. Ein solches langfristiges Verhaltenstraining bietet z. B. das Optifast-52-Programm, an dem Ärzte, Psychologen, Ernährungsexperten und Sporttherapeuten mitwirken. Nach der dreimonatigen Formula-Diät mit Gewichtsabnahmen um 25 kg wird anschließend über weitere neun Monate das Ess- und Bewegungsverhalten in wöchentlichen Gruppentreffen trainiert (Information im Internet unter optifast.de). Bei 58 % der Optifast-Teilnehmerinnen und -Teilnehmer konnte nach 3,5 Jahren ein Langzeiterfolg nachgewiesen werden.

Andere Programme, die ebenfalls Diätprodukte entsprechend der Diätverordnung einsetzen, werden von Ärzten oder Ernährungsberatern angeboten. Meist fehlen jedoch hier empirische Belege für die Wirksamkeit.

## 3.6 Ganz wichtig: die Motivation

In einer Gesellschaft, in der das extreme Schlankheitsideal gilt, ist es absolut verständlich, dass übergewichtige Menschen schlanker werden möchten. Auch aus gesundheitlichen Gründen ist zu empfehlen, Übergewicht abzubauen. Doch der Wunsch alleine reicht nicht. Es kommt sehr auf die Art der Motivation an, ob das Ziel auch erreicht wird.

Ich habe für Sie einen kurzen Test entworfen, mit dem Sie Ihre Motivation überprüfen können (vgl. Arbeitsblatt 1 im Anhang, Seite 78). Antworten Sie so ehrlich wie möglich, dann können Sie von der Auswertung profitieren. Schließlich füllen Sie den Fragebogen ganz allein aus und niemand schaut zu.

*Testauswertung.* Haben Sie Ihre 10 Kreuze gesetzt und zusammengezählt? Dann möchte ich Ihnen die Bedeutung Ihrer Antworten erläutern. Es geht darum, wie intensiv Sie selbst aus eigenem Wunsch abnehmen wollen.

Wenn Sie unter „stimmt“ höchstens ein und unter „insgesamt“ maximal vier blaue Kästchen angekreuzt haben, herzlichen Glückwunsch! Sie selbst wollen ernsthaft abnehmen, damit es Ihnen selbst besser geht. Sie haben eine starke Motivation aus sich heraus, Sie selbst wissen, welche persönlichen Vorteile Ihnen Ihre Gewichtsabnahme bringt. Das ist eine gute Basis, um auch erfolgreich die Gewichtsstabilisierung zu meistern.

Wenn Sie unter „stimmt“ zwei oder mehr Kreuze in blaue Felder gemacht haben und unter „insgesamt“ mehr als fünf blaue Felder angekreuzt haben, dann empfehle ich Ihnen, sich in aller Ruhe nochmals zu überlegen, welche persönlichen Vorteile Ihnen das Abnehmen bringt. Die Motivation, die vor allem durch andere ausgelöst wird (Arzt, Partner, Bekannte), hält nicht lange vor. Sie müssen sich ganz sicher sein, dass Sie selbst für sich abnehmen – und nicht für andere.

Sie haben andere Ergebnisse? Dann liegen Sie zwischen der Selbst- und Fremdmotivation. Schauen Sie sich Ihre Kreuze nochmals an. Die blauen Kästchen zählen für Fremd-, die weißen Kästchen für Selbstmotivation. Je mehr Punkte Sie für Eigenmotivation sammeln, um so erfolgreicher verläuft Ihre Gewichtsabnahme und die anschließende Stabilisierung. Die Kraft, die Sie brauchen, kommt nur aus Ihrem Inneren heraus – nicht von anderen.

## 3.7 Training ist wichtiger als Wissen

Darf ich Ihnen eine kurze Geschichte erzählen? Mit meinem Auto habe ich die Fähre nach England genommen und bin durch London gefahren. Einmal bog ich rechts um die Ecke und fuhr weiter – natürlich rechts. Da wurde gebremst, geblinkt und gehupt, es ist nichts passiert. Ich wusste, dass in London Linksverkehr herrscht, aber bei mir als trainiertem Rechtsfahrer setzen sich nach dieser Rechtskurve die alten Gewohnheiten durch. Mein Wissen hat mir nicht geholfen. Von einer praktischen Stunde mit Fahrlehrer in London hätte ich mehr gehabt.

So ist das mit dem Essverhalten auch. Essen ist eine der häufigsten menschlichen Verhaltensweisen. Gewohnheiten sind ausgebildet, die das Verhalten steuern, ohne dass wir noch nachdenken müssen. Man hat japanische Einwanderer in den USA untersucht, die nach und nach die amerikanischen Lebensweisen übernommen haben. Was – glauben Sie – hat am längsten gedauert? Das Essverhalten war erst in der vierten (!) Generation verändert.

Wir nehmen eine Scheibe Brot, streichen Streichfett darauf. Das haben wir unzählige Male gemacht. Es ist schwer, diese Gewohnheit zu ändern. Vor allem: Ein Seminar, in dem uns erklärt wird, dass wir Streichfett sparen und besser Senf als „Klebstoff“ für die Wurst nehmen können, hilft kaum weiter. Das gewohnte Verhalten wird sich durchsetzen. Dagegen kommt Wissen nicht an.

Essverhalten ist reguliert durch Gewohnheiten, es ist in Reiz-Reaktionsketten eingebunden, auch der Körper speichert Vorlieben und Aversionen, so dass der Kopf allein nur ganz schwer die beabsichtigten Änderungen veranlassen kann. Doch die Chance für Veränderungen besteht, denn unser Essverhalten ist ein gelerntes Verhalten. Was gelernt wurde, kann auch umgelernt werden. So wie ich durchaus lernen kann, ohne Probleme im englischen Linksverkehr zu fahren.

Die Ernährungsaufklärung, die seit über 50 Jahren in Deutschland richtige Ernährung propagiert, hat auch zu sehr den Kopf angesprochen. Sie hat Wissen vermittelt. Aber nicht das Verhalten verändert. Die Deutschen essen unverändert, doch (und das hat die Ernährungsaufklärung bewirkt) essen viele das, was sie essen, mit schlechtem Gewissen. Sie kennen das auch, der Blick geht über den Teller, der Kopf denkt: „Das solltest Du lieber nicht essen“. Und dann gibt es gute Gründe, es doch zu tun. Es schmeckt gut, ist bezahlt, andere essen es auch … und, und, und.

## 3.8 Wie kann Verhalten verändert werden?

Die Verhaltenspsychologie hat viele Jahrzehnte geforscht, um herauszubekommen, wie Verhalten gelernt und Verhalten wieder verlernt wird. Auch Eltern versuchen das Verhalten ihrer Kinder zu steuern und nutzen ganz intuitiv Lob für erwünschtes und Strafe für unerwünschtes Verhalten. Im Grunde funktioniert das auch. Konsequenzen, die auf Verhalten hin folgen, bestimmen darüber, ob genau dieses Verhalten häufiger oder seltener wird.

So ist das mit dem Essverhalten auch. Auch hier gilt, dass der gute Geschmack als angenehmes Erlebnis das Verhalten belohnt und damit häufiger werden lässt. Gerichte, die nicht schmecken, uns also mit ihrem Geschmack „bestrafen“, werden wir in Zukunft nicht mehr essen. Doch wir müssen noch daran denken, welche unangenehmen Folgen das Essen haben kann: z. B. Übergewicht. Diese unangenehmen Folgen allerdings erleben wir erst viel später, damit büßen sie ihre Wirksamkeit ein. Das kennt bereits der Volksmund: „Der Spatz in der Hand ist mir lieber als die Taube auf dem Dach".

Damit ist das Dilemma beim Essen beschrieben: Das gute Essen schmeckt jetzt, die Folgen werden erst sehr viel später erlebt. Die Fachleute sprechen hier von „ungünstigen Kontingenzverhältnissen". Darunter „leiden" auch alle gut gemeinten Ratschläge für präventiv-gesundheitliches Verhalten. *„Wenn Sie so weiter essen, sterben Sie am Herzinfarkt"*, droht der Doktor. Doch sein Ratschlag läuft wegen ungünstiger Kontingenzverhältnisse ins Leere, denn der Herzinfarkt tritt erst „am Ende des Lebens" ein, während das „gute Essen" heute bereits mundet.

Wir Menschen sind darauf bedacht, unsere Lebensqualität „heute", und nicht „morgen" zu optimieren. Kluge Ratschläge verlangen auch immer einen gehörigen Belohnungsaufschub, der nicht geleistet wird. Wenn die Mutter zu ihrer sechsjährigen Tochter sagt: *„Kind, Du musst unbedingt Milch trinken, damit Du nicht, wenn Du so alt bist wie Oma, an Osteoporose leidest*", dann ist dieser Ratschlag richtig, aber wirkungslos, denn diese Mutter verlangt von ihrer Tochter einen Belohnungsaufschub über mindestens 50 Jahre.

Ein Beispiel: Wer gerne und zu oft beim Fernsehen Erdnüsse knabbert, schiebt sich die Nüsse oftmals „ganz unbewusst" in den Mund. Das tut der Figur nicht gut. Statt Erdnüsse nun Gemüsestifte hinzustellen, trübt die Lustbilanz. Mein Tipp: Man kann so viele Erdnüsse essen, wie man will, doch die Spielregel heißt: Erdnüsse werden nur hinter dem Fernseher geknabbert. Dann ist das Bild weg („Bestrafung"), aber der Ton informiert noch gerade. Aus dieser Konstellation wird sich ergeben, dass weniger Nüsse gegessen werden – vor allem, weil auch kein schlechtes Gewissen erlebt wird. Die Lustbilanz wird nur etwas beeinträchtigt und zwingt zur Entscheidung: Nüsse oder Bild?

Verhalten ändert sich nur in kleinen Schritten, die die Lustbilanz nicht zu stark beeinträchtigen. Das geänderte Verhalten muss positive Erlebnisse mitbringen, damit es stabilisiert wird. Diese Konsequenzen müssen möglichst sofort erlebbar sein und nicht erst in ferner Zukunft, weil dann der Belohnungsaufschub zu groß wird. Dieses Prinzip müssen Menschen berücksichtigen, wenn sie sich Ziele setzen oder sich Vorsätzen unterwerfen. Davon handelt das nächste Kapitel.

**Halten wir fest:**

Positive Konsequenzen (Belohnung) stabilisieren Verhalten, vor allem, wenn sie unmittelbar erlebt werden. Verhaltensfolgen in ferner Zukunft sind nicht verhaltenswirksam. Der Belohnungsaufschub darf nicht zu groß sein, dann ändert sich das Verhalten auch nicht. Ratsam und erfolgreich sind kleine Schritte in die richtige Richtung, um Verhalten allmählich zu ändern, d. h. alte Gewohnheiten zu verlernen und neue Gewohnheiten aufzubauen.

## 3.9 Von „guten Vorsätzen“ und falschen Zielvorgaben

Zwei Frauen haben jeweils fünf Kilogramm abgenommen. Die eine ist traurig, die andere fröhlich. Warum? Die fröhliche Frau wollte vier Kilo, die traurige Frau wollte sechs Kilogramm abnehmen. Ganz klar, die Zielvorstellungen bestimmen darüber, wie ein Ergebnis erlebt und bewertet wird.

Menschen wollen sich selbst helfen. Darum ist es verständlich, dass sie sich hohe Ziele setzen, um ihr Verhalten gleich ganz richtig zu verändern. Doch mit solch hohen Zielvorstellungen werden jede Menge Misserfolge programmiert, weil unrealistische Ziele nicht erreicht werden. Mit dem Wunsch „Zehn Kilogramm in 14 Tagen“ ist der Misserfolg perfekt.

Wer sich Zielvorgaben formuliert, sollte sich gut kennen. Er muss genau wissen, was realistisch erreichbar ist. Sonst wird aus der gut gemeinten Zielvorgabe ein hässlicher Misserfolg, den keiner gerne erlebt. Nochmals: Setzen Sie sich mit überhöhten Zielvorstellungen nicht unter Druck und programmieren selbst Ihren Misserfolg. Wer sich fünf Kilogramm Gewichtsabnahme in einem Monat vornimmt, ist schon vorsichtiger. Noch gescheiter wäre, sich drei Kilogramm vorzunehmen, denn niemand hindert uns daran, anschließend nochmals drei Kilogramm abzunehmen. Und das dann mit dem Gefühl des Erfolges.

Übergewicht wächst sehr langsam – über Monate und Jahre. Es ist eine unrealistische Zielvorgabe, in wenigen Wochen das über die lange Zeit entstandene Übergewicht wieder los zu werden. Wer sich vornimmt, in jedem Monat zwei Kilogramm abzunehmen, wird im Jahr um 24 Kilogramm leichter. Das ist ein riesiger Erfolg – und der ist sogar realistisch. Wie schnell ist ein Jahr vorbei. Es geht auch nicht darum, ein Jahr „Diät zu halten", sondern ein neues Essverhalten zu trainieren, das Sie lebenslang begleitet. Ich hoffe, dass ich Sie überzeugt habe: Gehen Sie menschlich mit sich um. Ersparen Sie sich Misserfolge durch unrealistische Zielvorgaben. Überlegen Sie sorgfältig, was und wie viel Sie sich zumuten wollen und können. Die meisten Misserfolge sind (leider) selbst gemacht.

Da gibt es noch einen Punkt, über den das Nachdenken lohnt. „Der Weg zum Erfolg ist mit guten Vorsätzen gepflastert", so heißt es. Doch die meisten Vorsätze, denen sich Menschen unterwerfen, sind nicht wirklich gut. Sie sind zwar gut gemeint, aber schaffen mehr Probleme als sie lösen und führen nicht zum Erfolg. Sie selbst werden sich noch an Ihre „Silvestervorsätze" erinnern, denn der 31. 12. ist der Tag, an dem Bilanz gezogen wird. *Was habe ich gut gemacht im letzten Jahr, was kann ich noch besser machen.* Und dann sprudeln die Vorsätze:

**Im neuen Jahr werde ich ...**

... jeden Tag mit dem Fahrrad fünf Kilometer radeln!

... nie mehr Schokolade naschen!

... nur noch Vollkornbrot essen!

... jeden Tag Gemüse auf den Teller bringen!

Solche oder ähnliche Vorsätze werden millionenfach gefasst und schnell wieder aufgegeben. Können Sie sich erinnern, auch schon solche Vorsätze gefasst zu haben? Sie sind alle nach einem einheitlichen Muster gestrickt: Es sind Alles-oder-Nichts-Vorsätze. Typisch die Worte „nie" oder „immer" sowie „jeden Tag" oder „nur noch". Diese Vorsätze lassen keine Ausnahme zu. Sie gelten ab sofort „für immer". Und genau das ist ihr Problem.

Die Inhalte der Vorsätze sind durchaus richtig, auch gut gemeint, aber wenig hilfreich. Wer jeden Tag fünf Kilometer radeln will, dem kommt am Mittwoch ein heftiger Dauerregen dazwischen und am Donnerstag sagt man sich „Bin gestern nicht gefahren, dann muss ich heute auch nicht fahren“. Der bekannte Vorsatz „Ich esse nie mehr Schokolade“ bricht in sich zusammen, wenn auch nur ein einziges Stück Schokolade gegessen wird. Dieses winzige Stückchen lässt den Kopf denken: „Jetzt ist es auch egal“ und der Rest der Tafel muss dran glauben.

Diese so absoluten, keine Ausnahme zulassenden Vorsätze haben im Überfluss keine lange Lebenszeit. Die geringste Überschreitung des Vorsatzes lässt die gesamte Verhaltenskontrolle zusammenbrechen: „Jetzt ist es auch egal“ – das ist der typische Begleitgedanke. Diese Vorsätze werden als „rigide Vorsätze“ bezeichnet, die durch eigentlich unbedeutende Überschreitungen zusammenbrechen und damit unwirksam werden.

Wie können Sie sich selbst helfen, wenn solche rigiden Vorsätze nicht funktionieren? Vorsätze sind durchaus richtig, doch müssen sie anders formuliert werden. Wir nennen die guten Vorsätze: *flexible Verhaltenskontrolle*. Es sind auch Vorsätze, die ein Ziel vorgeben, auch helfen, das eigene Verhalten zu kontrollieren. Aber sie weichen in zwei Punkten von den rigiden Vorsätzen ab:

1. Flexible Vorsätze gelten nicht fürs gesamte Leben wie rigide Vorsätze („nie mehr“ ist auf Lebenszeit), sondern beziehen sich auf eine überschaubare Zeitstrecke (z. B. eine Woche).
2. Flexible Vorsätze arbeiten nicht mit 0 % oder 100 %, nicht mit „nie“ oder „immer“, sondern geben Ziele vor, die tatsächlich erreichbar sind.

Flexible Vorsätze erleichtern den Erfolg, da zwischen den Tagen mit „Krediten“ und „Guthaben“ gearbeitet werden kann, um das Ziel zu erreichen. Der rigide Vorsatz „Nie mehr Schokolade“ hört sich als flexible Verhaltenskontrolle so an: „Ich versuche, in der nächsten Woche mit zwei Tafeln Schokolade auszukommen“. Das ist ein tolles Ziel für jemand, der fast täglich eine Tafel Schokolade verzehrt.

Jetzt zu den „Krediten“ und „Guthaben“. Innerhalb der Woche schreibt die flexible Kontrolle nicht vor, wann oder wie viel gegessen wird. Zwischen den Tagen kann variiert werden. Wer am Dienstag keine Schokolade isst, legt ein Guthaben an. Wer Mittwoch eine ganze Tafel verspeist, lebt auf Kredit von Donnerstag und Freitag.

Da Menge und Zeitspanne konkret festgelegt sind, besteht jederzeit ein Überblick. Damit steigt die Wahrscheinlichkeit, die Woche erfolgreich zu bestehen.

In einem kleinen Test (vgl. Arbeitsblatt 2 im Anhang, Seite 79) können Sie feststellen, ob Sie rigide von flexibler Kontrolle unterscheiden können.

Es ist wichtig, die gewohnten rigiden Kontrollen abzubauen und die flexiblen Kontrollen aufzubauen. So lässt sich eigenes Verhalten gut verändern, da flexible Vorsätze meist zum Erfolg führen. Und der Erfolg ist es, der Verhalten stabilisiert.

Noch schnell ein Hinweis. Es ist ausschlaggebend, die Ziele konkret mit Zahlen zu definieren. Worte wie „weniger“ oder „mehr“ sind üblich, aber sie helfen nicht, um festzustellen, ob das Mehr, das man gegessen hat, „mehr genug“ war, ob das Weniger auch wirklich „weniger genug“ war. Damit wird es unmöglich, einen Erfolg zu erleben.

*Hier drei Beispiele:*

- Ich werde im nächsten Monat *weniger* Öl verbrauchen. Das ist nicht konkret genug. Richtiger sollte es heißen: Ich werde im nächsten Monat mit einer Flasche Öl auskommen.
- Ich werde jetzt *mehr* Vollkornbrot essen. Zu wenig konkret. Richtiger: Ich werde in der kommenden Woche ein Päckchen Vollkornbrot essen.
- Ich trinke jetzt *weniger* Alkohol. Was ist „wenig“ genug? Besser: Ich werde in den nächsten zwei Wochen mit drei Flaschen Wein auskommen.

**Halten wir fest:**

Zielsetzungen entscheiden über Erfolg oder Misserfolg. Wer sich zu viel zumutet, programmiert sich selbst seine Misserfolge. Rigide Vorsätze brechen bei geringster Überschreitung in sich zusammen. Denkmuster „Jetzt ist es auch egal“. Flexible Vorsätze erlauben mit Krediten und Guthaben den Erfolg über eine überschaubare Zeitstrecke zu sichern. Erfolge können nur erlebt werden, wenn das Ziel konkret benannt ist. „Weniger“ oder „mehr“ sind nur unbestimmte Vorgaben.

# 4 Essverhalten und körperliche Aktivität ändern

Bisher haben Sie bereits eine Menge gelernt. Damit kennen Sie wichtige Prinzipien, um Ihr Verhalten zu ändern. Zugegeben, manches war ein bisschen theoretisch. Aber so ganz ohne Grundlagenwissen geht es nicht, auch wenn Training natürlich viel wichtiger und verhaltensändernd ist als Wissen.

Sie erinnern sich? Ausschlaggebend ist, dass Sie selbst aus eigenem Wunsch Ihr Verhalten ändern wollen, um abzunehmen. Wichtig ist, um Misserfolgen vorzubeugen, dass Sie sich realistische Ziele setzen, die erreichbar sind. Dabei machen rigide Vorsätze alles noch schlimmer, denn nur mit flexiblen Verhaltenskontrollen haben Sie die Chance, Veränderungen in kleinen Schritten auch erfolgreich zu bewältigen und anschließend zu stabilisieren. Auch darüber sollte Einigkeit bestehen: Nicht nur die Gewichtsabnahme, sondern vor allem die Gewichtsstabilisierung sollte Ihr Ziel sein. Lieber weniger abnehmen als nach einer rigorosen Crashdiät anschließend wieder „mit Zinsen" zunehmen. Die üblichen Schlankheitsdiäten sind eher „Dickmacher", die sollten Sie vergessen. Nicht die Kalorien sind entscheidend, sondern der Kalorienmix. Der „schlanke Mix" mit weniger Fett-, aber mehr Kohlenhydraten sollte auch Ihr Ziel sein.

Gut, dann können wir gemeinsam an die Planung gehen. Die Umsetzung allerdings müssen Sie selbst ganz alleine bewältigen. Da kann ich Ihnen leider nicht helfen. Vielleicht – so mein erster Tipp – besprechen Sie Ihr Vorhaben mit Ihrer besten Freundin oder Ihrem bestem Freund, Ihrem Partner oder Ihrer Partnerin. Es ist gut, Unterstützung zu haben. Vielleicht gehen Sie Ihr Training auch zu zweit an. Dann hilft ein aufmunterndes Wort, wenn sich mal ein „Durchhänger" einschleicht. Gerade Essen und Trinken, genauso aber auch Bewegung sind als soziale Verhaltensweisen leichter gemeinsam in den Griff zu bekommen. Zu zweit sind Sie stärker!

## 4.1 Wie viel möchte, sollte und kann ich abnehmen?

Diese drei Fragen sind kaum zu beantworten. Ich möchte Ihnen vorschlagen, dass Sie zunächst nicht darüber nachdenken, *wie viel* Sie abnehmen wollen. Zu hohe Zielsetzungen – wir sprachen darüber – programmieren Misserfolg. Wichtig ist, dass Sie abnehmen! Sie werden in den nächsten Wochen erleben, wie Ihre Kurve der Gewichtsabnahme verläuft. Freuen Sie sich lieber über jedes Kilogramm, das von Ihrem Körper abfällt, als dass Sie sich jetzt auf fünf, zehn oder zwanzig Kilogramm festlegen.

Aus gesundheitlicher Sicht ist natürlich ein BMI unter 30, besser noch zwischen 20 und 25, ein erstrebenswertes Ziel. Doch davon, dass Sie sich auf einen bestimmten BMI festlegen, haben Sie noch nicht abgenommen. Warten Sie ab. Nach ersten Erfahrungen können Sie Ihr Wunschziel bestimmen, denn dann haben Sie die Realität erlebt, um ein realistisches Ziel zu bestimmen.

Wie viel kann ich abnehmen? Auch hier würde ich sagen: abwarten, Sie werden es erleben. Ihr Wunsch, möglichst viel abzunehmen, ist verständlich. Aber der Wunsch alleine garantiert nicht den Erfolg. Im Gegenteil, wenn der Wunsch unrealistisch hoch ist, dann programmiert er Misserfolg.

Nehmen Sie sich doch einmal ein Blatt Papier und zeichnen darauf ein, wie sich Ihr Gewicht in Ihrem Leben entwickelt hat. Zeichnen Sie grob den Verlauf über die Jahre ein. Am Ende des Verlaufs endet die Linie bei Ihrem aktuellen Gewicht. Nun stellen Sie sich die Frage: Wie wünsche ich mir, dass dieser Verlauf in der Zukunft aussieht. Zeichnen Sie diesen gewünschten Verlauf auch ein. Jetzt folgt eine schwere Aufgabe: Zeichnen Sie den vermuteten, zukünftigen Verlauf Ihres Gewichts ein, wie Sie ihn erwarten, wenn Sie nichts unternehmen würden. Sie erkennen sofort, dass Zukunftsgewicht und Wunschgewicht immer weiter auseinander klaffen. Sie sehen, dass eine Gewichtskonstanz ab sofort bereits für die Zukunft ein Erfolg wäre. Denken Sie nochmals über Ihr Wunschgewicht nach. Beispielhaft zeige ich Ihnen eine typische Zeichnung, die möglicherweise Ihrer Zeichnung recht nahe kommt.

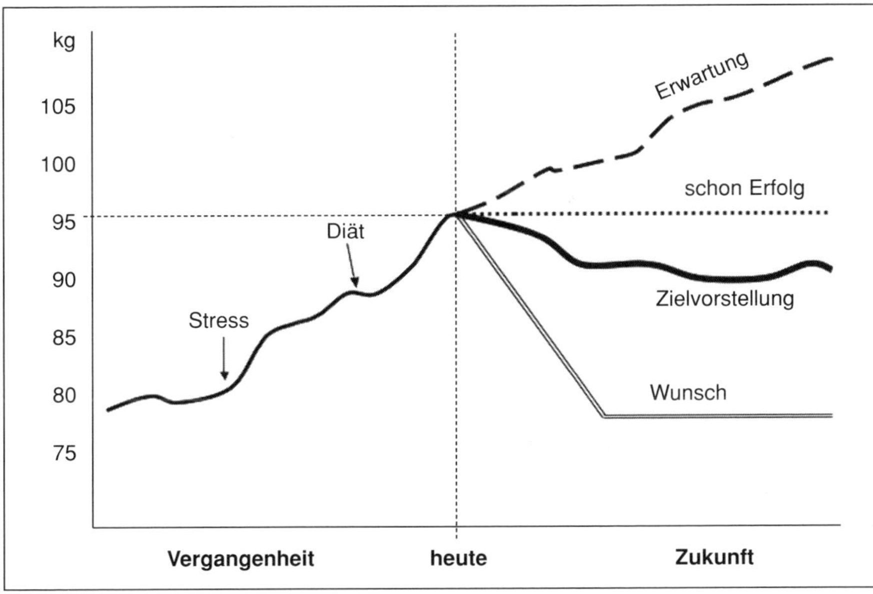


**Abbildung 1:** Entwicklung des Gewichts

Aus Erfahrung weiß ich, dass es einige Tatsachen gibt, die das Abnehmen eher erschweren. Wenn Sie mehr als drei Schlankheitsdiäten hinter sich haben, Ihre Mutter und Ihr Vater auch Gewichtsprobleme haben bzw. hatten, dann wird es bei Ihnen etwas länger dauern und etwas schwerer werden. Paradox klingt, dass Sie um so leichter abnehmen, je mehr Sie bisher falsch gemacht haben, aber dadurch können Sie die Chance nutzen, viele günstige Veränderungen zu trainieren, die sich positiv auf Ihr Gewicht auswirken.

Aber bitte, starten Sie mit Ihrem Training. Es sollte auch nicht die Gewichtsabnahme im Vordergrund stehen, sondern Ihre Verhaltensänderung, die Ihr neues Gewicht stabilisiert. Einverstanden?!

Und, bitte, stellen Sie sich *nicht täglich* auf die Waage. Ihr Gewicht unterliegt Schwankungen, die Sie nur irritieren, wenn Sie sich zu oft wiegen. Ich empfehle Ihnen, sich einmal die Woche, z. B. am Sonntag nach der Toilette, auf Ihre Waage zu stellen. Über die Wochen bekommen Sie dann mit Ihrem „Sonntagsgewicht" eine mehr verlässliche Information über Ihren Abnahmeverlauf.

**Halten wir fest:**

Setzen Sie sich mit einem Abnahmeziel nicht unter Druck. Sie werden abnehmen, das ist die Hauptsache. Je langsamer Sie Ihre Pfunde abbauen, um so günstiger ist das für die anschließende Gewichtsstabilisierung. Und darauf kommt es schließlich an!

Starten wir mit dem ersten Trainingskapitel!

## 4.2 Was verändere ich an meinem Essverhalten?

Bevor Sie sich eine zutreffende Antwort auf diese Frage geben können, müssen Sie wissen, *was* und *wie* Sie essen (und trinken). Wer Veränderungen plant, muss wissen, was verändert werden sollte. Jede Veränderung beginnt darum mit einer *Selbstbeobachtung*, um den Ist-Zustand zu erfassen. Dann erst kann eine *Verhaltensbewertung* erfolgen, die ergibt, welche Verhaltenselemente günstig bzw. ungünstig sind. Der dritte Schritt besteht dann in der *Selbstkontrolle*, die feststellt, ob die geplanten Veränderungen realisiert werden konnten.

> Nehmen Sie sich eine möglichst normale Woche als Beobachtungszeitraum. Notieren Sie alle Speisen und Getränke, die Sie in dieser Woche zu sich nehmen in einem Ernährungstagebuch (vgl. Arbeitsblatt 3 im Anhang, Seite 80). Schreiben Sie auch bitte die Uhrzeit und die verzehrte Menge dazu. Nehmen Sie für jeden Tag einen neuen Zettel.

Abbildung 2 zeigt, wie Ihre Notizen dann aussehen könnten.

Wenn Sie auf diese Weise Ihre sieben Verzehrprotokolle geschrieben haben, was Ihnen sicher auch Spaß gemacht hat, dann können Sie mit der Bewertung beginnen. In der Spalte „Anmerkung“ kreuzen Sie bitte an, ob es sich bei Ihrem Verzehr um Speisen oder Getränke handelt, die Fett bzw. Alkohol enthalten. Je nach Fett- bzw. Alkoholmenge können Sie ein „+“, zwei „++“ oder drei „+++“ einzeichnen (vgl. Abbildung 2).

So bekommen Sie einen ungefähren Überblick über die von Ihnen bevorzugten Lebensmittel, Speisen und Getränke, die Fett bzw. Alkohol enthal-

## Arbeitsblatt: Ernährungstagebuch 3

| Tag: Montag | Das habe ich gegessen und getrunken | Anmerkung |
|---|---|---|
| 7:30 Frühstück | 2 helle Brötchen mit Butter und Schnittkäse<br>1 gekochtes Ei<br>2 Tassen Kaffee mit Milch und vier Stück Zucker<br>1 Glas Orangensaft | ++<br>+ |
| 10:00 Zwischendurch | 1 Apfel<br>1 Milchschnitte | <br>+ |
| 13:00 Mittagessen | 1 Teller Hühnerbrühe mit Nudeln<br>4 mittelgroße Kartoffeln<br>2 Kellen Rotkohl<br>2 Frikadellen<br>3 Löffel Soße<br>1 Schale Vanillepudding | +<br><br><br>+++<br>++<br>+ |
| 15:30 Zwischendurch | 2 Tassen Kaffee mit Milch und vier Stück Zucker<br>1 Stück Bienenstich | <br>++ |
| 17:15 Zwischendurch | 3 Riegel Schokolade | ++ |
| 18:45 Abendessen | 2 Scheiben Graubrot mit Butter und Salami<br>1 Frikadelle<br>2 Gewürzgurken<br>1 Flasche Bier | +++<br>+++<br><br>+ |
| 20:30 beim Fernsehen | 200 Gramm Erdnüsse<br>100 Gramm Kartoffelchips<br>2 Gläser Weißwein | +++<br>+++<br>+++ |
| 22:45 zur Nacht | 2 Riegel Schokolade<br>1 Schokoriegel | ++<br>++ |

**Abbildung 2:** Beispiel für ein Verzehrprotokoll

ten. Über die Wirkung von Alkohol möchte ich noch eine Information nachtragen.

Wir hatten besprochen, dass es auf den Kalorienmix ankommt. Günstig ist der „schlanke Mix“ mit vielen Kohlenhydrat- (mehr als 50 %), aber weniger Fettkalorien (30 %). Die Alkoholkalorien müssen Sie (leider) zu den Fettkalorien addieren, denn der Organismus hat keine Möglichkeit, den getrunkenen Alkohol im Körper zu speichern. Alkohol muss daher sofort „verbrannt“ werden. Um möglichst schnell den Alkohol loszuwerden, fährt der Organismus die Fettverbrennung herunter und nutzt den Alkohol als Energielieferant. Das ist der Grund, warum Alkohol, der natürlich kein Fett ist, dennoch so wirkt als hätten Sie Fett gegessen.

Schauen Sie sich Ihre Bewertung an. Sie erkennen dann, wo besonders viele Kreuze angemerkt sind. Überlegen Sie, welche dieser Positionen Sie am leichtesten gegen andere Lebensmittel bzw. Getränke austauschen könnten. Ich gebe Ihnen dazu ein paar Tipps:

- Streichfett unter Käse- bzw. Wurstbelag dient eigentlich nur als „Klebstoff“, um den Belag festzuhalten. Eine Geschmacksverbesserung ist unter fetthaltigem Belag nicht zu erwarten, da dieser selbst ausreichend Fett als Geschmacksverstärker liefert. Unter Wurstbelag kann auch Senf als „Klebstoff“ gestrichen werden, unter Käse ist Frischkäse geeignet. Das spart viele Fettkalorien.
- Wurst- und Käsetheken bieten inzwischen gut schmeckende Produkte an, die fettreduziert sind. Hier sollten Sie einmal die Produkte verkosten und jene auswählen, die Ihnen gut schmecken und helfen, Fett einzusparen.
- Süßigkeiten (Schokolade, Schokoriegel, etc.) müssten eigentlich „Fettigkeiten“ genannt werden, denn sie haben meistens einen sehr hohen Fettgehalt. Dunkle Bitterschokolade ist weniger fettreich. Es gibt aber auch „echte Süßigkeiten“, die kaum oder kein Fett enthalten: Gummibärchen, Russisch Brot (ABC-Kekse), Löffelbiskuits, Reiscrispies, Fruchtbonbons oder Butterkekse, die eigentlich einen falschen Namen haben.
- Um Öl ganz dünn auf dem Salat zu verteilen, werden Sprühflaschen angeboten, die feine Ölnebel sprühen. Das schmeckt gut und spart Fett.
- Fleisch sollten Sie ohne Panade in die Pfanne legen, denn die Panade zieht viel Bratfett.
- Bier und Wein können Sie auch „entschärfen“. Bier lässt sich gut mit Zitronenlimonade zum Alsterwasser oder zur Radlermaß verdünnen.

Wein schmeckt auch als Schorle gut. Ein besonders tolles Getränk gegen den Durst ist Apfelsaftschorle – frei von Alkohol!

- Statt Sahne- und Cremetorten, die viel Fett auf den Teller bringen, sind Fruchttorten oder Trockenkuchen empfehlenswert.
- Zum Braten wird Fett gebraucht, das aber gut vor dem Verzehr abgeschöpft werden kann (mit Haushaltskrepp, dem Schöpflöffel oder einem Entfettungskännchen, das es in den Haushaltsabteilungen gibt).
- Für die gute Bratensoße werden Gemüsestücke (Sellerie, Zwiebeln, Möhren) mitgeschmort und anschließend püriert, so dass eine gute Bindung entsteht.
- Legen Sie auf Ihrer Ölflasche eine Datumsmarkierung an. Dann erkennen Sie an diesem „Ölstandsanzeiger", wie viel Öl Sie verbrauchen.

Sie sehen, sowohl beim Einkauf im Supermarkt als auch in der Küche gibt es viele Möglichkeiten, um Fett zu sparen. Sie kennen Ihre Gewohnheiten, wissen, was Sie einkaufen, wie Sie kochen. Ihr Tagebuch, das Sie sieben Tage geführt haben, reflektiert, was Sie tatsächlich essen und trinken. Dann wird es Ihnen auch gelingen, jetzt eine Liste aufzustellen, in der Sie alles vermerken, was Sie beim Einkauf, in der Küche und bei Tisch ändern wollen. Dazu sollten Sie sich ausreichend Zeit gönnen, denn Sie gehen jetzt an eine wichtige Planung, die Sie nach und nach, in kleinen Schritten in Ihr Verhalten umsetzen wollen.

Gehen Sie Ihr Ernährungstagebuch noch einmal durch und streichen alle Speisen an, die kohlenhydratreich sind (u. a. Brot, Kartoffeln, Gemüse, Reis, Nudeln, Obst). Davon können Sie durchaus mehr essen, denn schließlich wollen Sie satt werden. Mit kohlenhydratreichen Lebensmitteln dürfen Sie liberal umgehen! Sie sättigen gut und bringen Menge auf den Teller. Erst wenn Sie – was kaum gelingt – Riesenmengen von Kohlenhydraten essen, werden auch sie in Fett umgewandelt. Doch das passiert erst ab 500 Gramm Kohlenhydrate am Tag. Diese Mengen Kohlenhydrate sind z. B. in vierzig Äpfeln, 12 Portionen Nudeln, 2 Kilogramm Brot. Sie sehen, das sind Mengen, die Sie kaum essen können. „Flüssige Kohlenhydrate" (Zucker) wie in Apfelsaft, Cola oder Limonade können schon leichter in größeren Mengen getrunken werden. Hier liegt die Grenze bei ca. 3 bis 4 Litern. Darum habe ich Ihnen bereits empfohlen, Fruchtsaftschorle zu wählen, in der der Zucker „verdünnt" wird.

Bevor Sie mit Ihren Planungen anfangen, sollten Sie auch noch darüber nachdenken, *wie* Sie essen und trinken und welchen *Stellenwert* Essen und Trinken in Ihrem Leben haben.

Als Anregung habe ich einen kleinen Fragebogen entworfen, den Sie bitte ausfüllen (vgl. Arbeitsblatt 4 im Anhang, Seite 81).

Diese Fragen und Ihre Antworten können Ihnen helfen, sich selbst besser kennenzulernen. Gehen Sie doch bitte, nachdem Sie angekreuzt haben, alle Fragen noch einmal durch und überlegen, welche Antworten Sie sich eigentlich wünschen würden. Kreuzen Sie in den blau hinterlegten Spalten Ihre Wunschvorstellung an.

Aus den Abweichungen zwischen Ihrer „Ist-Antwort" und Ihrer „Wunsch-Antwort" können Sie auch Zielvorstellungen formulieren, die Ihnen helfen oder gefallen würden. Schreiben Sie einfach auf, was Ihnen gefallen würde. Wie Sie sich besser gefallen können, das besprechen wir später. Jetzt sprechen wir zunächst das zweite wichtige Thema an: Bewegung.

Auf besondere Probleme mit dem Essen (z. B. Heißhungerattacken, stressbedingtes Essen) gehe ich auf Seite 57 ein.

**Wir halten fest:**

Sie haben eine Woche lang notiert, was Sie essen und trinken. Diese Selbstbeobachtung hilft Ihnen zu überlegen, was Sie verändern können (und wollen). Ihr Ziel ist: Fett- und Alkoholkalorien einzusparen. Denken Sie an fettreduzierte Lebensmittel, an bestimmte Techniken in der Küche, die Fett sparen lassen. Schreiben Sie sich eine Liste mit allen Punkten, die Sie in Angriff nehmen wollen. Und überlegen Sie noch, ob Sie an Ihrer Wertschätzung des Essens oder Ihrer Gewohnheit, wie Sie essen, etwas ändern wollen. Der Fragebogen gibt Anregungen.

## 4.3 Was verändere ich bei meiner körperlichen Aktivität?

Auf den ersten Blick haben Bewegung, Radfahren, Spazierengehen oder Sport nichts mit Essen und Trinken zu tun. Doch auf den zweiten Blick wird klar, dass eingeschränkte Bewegung und damit ein eingeschränkter

Leistungsumsatz den Kalorienverbrauch vermindert. Und das ist ein ganz erheblicher Faktor, den Sie gestalten können, um die dicke Chance für die schlanke Linie zu nutzen.

Gleich vorweg, es ist nahezu unmöglich, mit intensiver Bewegung allein merklich abzunehmen. Der Mensch ist eine effiziente „Maschine“, die vergleichsweise wenig Energie benötigt, um Bewegungsarbeit zu leisten. Sie müssten schon Marathons laufen, um Ihre Fettzellen deutlich zu entleeren.

Aber: Auch mäßige Bewegung addiert sich übers Jahr zu stattlichen Zahlen und darum ist gerade die tägliche Alltagsbewegung ein Garant für die Gewichtsstabilität. Forscher der amerikanischen Mayo-Klinik haben normal- und übergewichtige Personen mit Elektroden ausgerüstet, die permanent ihren „Standort“ drahtlos gemeldet haben. Die Versuchspersonen gingen ihrem gewohnten Alltag nach. Schließlich hatten die Forscher von jeder Person 14 Millionen Standortbestimmungen gesammelt. Das Ergebnis ist überraschend, aber auch lehrreich.

Die übergewichtigen Versuchspersonen hatten sich im Vergleich zu den normalgewichtigen weniger oder langsamer bewegt. Die Forscher konnten berechnen, dass diese relative Immobilität pro Tag und Person 325 Kilokalorien ausmachte. Das ist wahrlich nicht viel. Diese Energiemenge entspricht auf dem Teller einem Leberwurstbrot. Doch aufs Jahr hochgerechnet ergibt sich so eine Differenz zwischen der Bewegungsenergie der Normal- und Übergewichtigen von gut 118.000 Kilokalorien. Da ein Kilo Körperfett einen Brennwert von ca. 7.000 Kilokalorien hat, steht diese Differenz für knapp 17 Kilogramm Körperfett. Das ist eine Menge!

Es lohnt sich also, den alltäglichen Energieverbrauch durch mehr körperliche Aktivität anzukurbeln. Das Robert-Koch-Institut in Berlin hat festgestellt, dass sich die Deutschen pro Woche nur noch zwei Kilometer zu Fuß bewegen. Jetzt lachen Sie bitte nicht über dieses unerwartete Ergebnis. Wer sich nur im Büro oder zu Hause bewegt, wird kaum über diese Strecke hinaus kommen. Zwei Kilometer sind natürlich zu überbieten, aber dann muss am Abend oder am Wochenende richtig Strecke gelaufen werden.

Und noch etwas sollten Sie wissen: *„Wer ständig sitzt, nimmt laufend zu.“* Wer sich regelmäßig bewegt, baut auch Muskeln auf. Wer sich unbewegt durchs Leben sitzt, baut Muskeln ab. Die Muskelmasse nämlich ist das stoffwechselaktive „Organ“, das Energie verbraucht und den Grundumsatz bestimmt. Je mehr Muskelmasse, um so höher ist der Grundumsatz – und umgekehrt. Wer sich bewegt und Muskeln aufbaut, der darf beim Essen sagen: „Es darf auch ein bisschen mehr sein“.

Jetzt stelle ich Ihnen die kritische Frage: Was können Sie an Ihrer körperlichen Aktivität verändern? Sagen Sie bitte nicht: „Dazu habe ich keine Zeit“. Klar, die Zeit ist nicht vermehrbar, aber es liegt an Ihnen, sich Zeit zu nehmen. Für alle wichtigen, uns angenehmen Tätigkeiten haben wir Zeit. Es ist wirklich eine Frage der Motivation, Zeit zu haben. Um es etwas böse zu sagen, wer sich keine Zeit nimmt, hat plötzlich im Krankenhaus unendlich viel Zeit, die er überhaupt nicht mehr haben will. Nehmen Sie sich Zeit, so lange es noch Spaß macht, damit der Spaß möglichst lange erhalten bleibt.

Einverstanden? Gut, dann lassen Sie uns überlegen, was Sie in Ihrem Leben an Ihrer körperlichen Bewegung verändern können. Eigentlich müssen Sie nicht lange überlegen. Die Möglichkeiten liegen auf der Hand. Holen Sie Ihr Fahrrad aus der Garage und schonen Ihr Auto. Wenn Sie zum Supermarkt fahren, dann versuchen Sie nicht, möglichst am Eingang einen der Parkplätze zu erwischen, die dort natürlich knapp sind. Parken Sie etwas weiter entfernt und schon sorgen Sie für sich – für mehr Bewegung.

Entwickeln Sie zu Lifts und Rolltreppen ein distanziertes Verhältnis und erklimmen das Stockwerk über die Treppe. Okay, zunächst fahren Sie noch hoch und steigen zu Fuß ab. Wenn die Kondition besser wird, dann geht es auch per Treppe nach oben. Nicht übertreiben und sich nicht überfordern!

Wenn Sie einen Hund haben, dann werden Sie bereits gut zu Fuß unterwegs sein. Sie können sich, wenn Sie einen solchen Hausbewohner nicht haben, überlegen, ob Sie Ihr Mobilitätskonto durch einen Hund steigern. Aber auch Spaziergänge mit PartnerIn oder Freunden machen Spaß und laden das Aktivitätskonto. Die Büropause kann für einen Gang rund um den Block genutzt werden. Auch der Busfahrer schaut Sie nicht komisch an, wenn Sie eine Haltestelle später ein- oder eine Haltestelle früher aussteigen.

Werden Sie zu einem „bewegten Menschen“. Ich verrate Ihnen, dass Ihnen nach ca. zwei Monaten der wirkliche Spaß an mehr Bewegung echte Freude bereitet. Doch diese Zeitspanne müssen Sie überwinden.

Es gibt unzählige Möglichkeiten, mehr Bewegung in den Alltag einzubauen. Das ist wirkungsvoller, als sich für eine Stunde pro Woche auf dem Tennisplatz anzumelden. Da die Technik uns allen in sehr unterschiedlichem Ausmaß Bewegung abnimmt, sollten Sie selbst überlegen, welche Möglichkeiten Ihre Lebensumstände bieten, zum bewegten Menschen zu werden.

Mit den 15 Fragen in Arbeitsblatt 5 (vgl. Anhang, Seite 83) möchte ich Ihre Überlegungen anregen, damit Sie für sich beschließen können, *was* Sie unternehmen können, um mehr körperliche Aktivität in Ihren Alltag einfließen zu lassen.

Wenn Sie ein paar Mal das Ja-Kästchen angekreuzt haben, dann sind Sie auf dem richtigen Weg. Zumindest in Gedanken. Wie Sie Ihre Ideen dann in Ihrem Alltag umsetzen können, das besprechen wir im übernächsten Kapitel.

Wenn Sie, was ich kaum glauben möchte, fünfzehnmal mit „nein“ geantwortet haben, dann bleibt nur zu hoffen, dass Sie in Ihrem Beruf körperlich gefordert werden. Wenn Sie allerdings morgens Ihr Büro betreten, sich an den Schreibtisch setzen und abends vor Ihrem Fernseher sitzen, dann stehen Ihre Chance für eine Gewichtsstabilität nicht sehr gut. Der bewegte Alltag ist es, der dauerhaft Ihre Gewichtsprobleme lösen kann, nachdem Sie abgenommen haben. Denken Sie bitte noch einmal darüber nach.

**Wir halten fest:**

Sie haben nachgedacht, wie Sie Ihren Alltag mobiler gestalten können. Gerade die Alltagsbewegung fördert entscheidend die Gewichtsstabilisierung, denn etwas mehr Bewegung Tag für Tag addiert sich über die Zeit zu einem nennenswerten Mehrverbrauch an Energie. So nutzen bewegte Menschen ihre dicke Chance für die schlanke Linie.

## 4.4 Wie verändere ich mein Essverhalten?

Das ist die entscheidende Frage, denn Sie können auf diese Frage viele Antworten geben, die statt Probleme zu lösen noch mehr Probleme schaffen. Wichtig ist, dass Sie ganz planvoll vorgehen, einzelne Schritte planen und diese dann nach und nach durch Training in Ihr Verhalten umsetzen und stabilisieren. Ungeduld ist ein schlechter Ratgeber!

Beginnen Sie mit Änderungen bei dem, was Sie essen und trinken. Sie sollten anstreben, Ihre tägliche Fettaufnahme auf ca. 60 bis 70 Gramm (Alkohol mitgerechnet) zu begrenzen. Dieses Trainingsziel erreichen Sie nicht in einem Anlauf. Sie sollten sich dafür mindestens vier Wochen Zeit geben. Ihr Ernährungstagebuch gibt Ihnen Hinweise, wo Sie Fett einsparen können. Es geht nicht darum, kein Fett mehr zu essen, das wäre völlig falsch. Die Vitamine A, D, E und K sind fettlöslich, sie brauchen also etwas Fett, damit der Körper sie aufnehmen kann. Außerdem ist Fett ein Geschmacksverstärker und Sie wollen bestimmt, dass es Ihnen weiterhin gut schmeckt. Der berühmte Stich Butter im Gemüse gibt einen runderen, volleren Geschmack. Doch glauben Sie nicht, dass zehn Stiche Butter zehnmal so gut schmecken. Fett verteilt sich sehr fein, so dass geringe Mengen für den guten Geschmack völlig ausreichend sind.

Suchen Sie sich in Ihrem Tagebuch die Lebensmittel und Speisen heraus, die relativ viel Fett liefern. Überlegen Sie jeweils, wie leicht bzw. schwer es Ihnen fallen wird, hier zu weniger fetthaltigen Varianten zu kommen. Starten Sie in der ersten Woche mit den drei Veränderungen, die Ihnen am leichtesten erscheinen. Das müssen Sie selbst entscheiden, denn ich weiß nicht, wie schwer es Ihnen fällt, Streichfett durch Senf zu ersetzen, süße Fettigkeiten gegen fettfreie Süßigkeiten auszutauschen oder Ihren Wein als Weinschorle zu servieren.

Setzen Sie sich auch nicht durch Totalverbot oder Nur-Noch-Gebot unter Druck, denn das wäre ein rigider Vorsatz, der scheitern wird. Formulieren Sie flexible Vorsätze, dann werden Sie in der kommenden Woche Ihr Verhalten erfolgreich ändern. Ich gebe Ihnen einige Beispiele, die Sie auf Ihre Ziele anpassen können:

– Ich nehme mir vor, in der nächsten Woche mindestens 10 Schreiben Brot nicht mit Streichfett, dafür mit Senf zu bestreichen, wenn ich sie mit Wurst belege.
– Ich werde in den nächsten sieben Tagen mit 1 Flasche Wein auskommen und Wein als Schorle trinken.
– Kotelett und Schnitzel werde ich unpaniert genießen.
– Ich werde in der Woche mit einer Tafel Schokolade auskommen und beim Fernsehen z. B. Gummibärchen oder Russisch Brot knabbern.

– In den kommenden sieben Tagen versuche ich, beim Wurst- und Käseeinkauf mindestens zur Hälfte Sorten zu wählen, die fettreduziert sind.

Sie sehen, wie Sie durch kleine Änderungen vermeiden, sich selbst zu überfordern. Jahrelange Gewohnheiten lassen sich nicht von heute auf morgen abstreifen. Am besten ist es, Sie schreiben sich Ihre flexiblen Vorsätze auf, damit Sie auch feststellen können, wie erfolgreich Sie sie umsetzen.

Für die nachfolgende Woche gelten natürlich die flexiblen Vorsätze aus der ersten Woche auch. Sie können aber durchaus noch zwei oder drei zusätzliche Ziele aufschreiben, wenn Sie es geschafft haben, die Ziele der ersten Woche zu erreichen. So verändert sich allmählich Ihre Lebensmittel- und Speisenwahl, ohne dass es für Sie zur Belastung wird. Und nochmals: Bitte nicht ungeduldig werden. Es dauert seine Zeit, bis aus diesen Veränderungen bei Ihnen neue Gewohnheiten geworden sind.

**Eine wichtige Zwischenbemerkung:**

Verhalten festigt sich, wenn es belohnt wird. Da ich Sie nicht loben oder ins Kino einladen kann, müssen Sie sich selbst belohnen, wenn Sie mit Ihrem Trainingsergebnis zufrieden sind. Jede Änderung in Ihrem Verhalten, die Sie schaffen, ist nicht selbstverständlich, sondern eine Belohnung wert. Schreiben Sie sich eine Liste, auf der Sie festhalten, mit welchen Dingen Sie sich belohnen können. Viele freuen sich über einen Blumenstrauß, andere gehen gerne ins Kino oder Theater, wieder andere wünschen sich zwei Stunden Ruhe, um ein Buch zu lesen, wieder andere sind über einen Spaziergang glücklich oder ein persönliches Gespräch mit dem Partner. Oft können auch kleine Belohnungen große Wirkung haben: eine andere Frisur, eine neue Bluse oder ein tolles Parfüm. Später, wenn die Pfunde geschmolzen sind, erleben Sie auch Lob von Ihren Bekannten. Es bietet sich als Belohnung auch eine Tafel Schokolade oder ein Restaurantbesuch an. Doch diese „nahrhaften Belohnungen“ könnten Ihr Trainingsprogramm stören.

Ihre Aufgabe, Fett einzusparen, klingt einfacher als sie ist – zugegeben. Oft kann man nur raten, ob überhaupt oder wie viel Fett in bestimmten Produkten und Speisen enthalten ist. Immer häufiger steht der Fettgehalt auf den Lebensmittelpackungen aufgedruckt, aber eben nicht immer.

Gerade beim Käse ist die Deklaration für viele Verbraucher nicht klar genug, denn der Fettgehalt beim Käse muss nach gültigem Lebensmittelrecht bezogen auf die Trockenmasse angegeben werden. 40 % Fett i. Tr. steht z. B. beim Edamer auf der Packung. Schnittkäse besteht zu etwa 50 % aus Wasser, so dass tatsächlich aufs Volumen bezogen nur 20 % Fett enthalten sind. Quark und Frischkäse sind noch wasserhaltiger, so dass Sie tatsächlich noch viel weniger Fett finden als durch den Ausdruck Fett i. Tr. angegeben wird.

Ausgenommen von der Vorschrift, den Fettgehalt auf die Trockenmasse zu beziehen, sind Milch und Sahne. Milch mit 3,5 % Fett oder Sahne mit 32 % Fett haben wirklich soviel Volumenprozente wie aufgedruckt. Übrigens, wenn Sie gerne Milch trinken: Die Milch mit 1,5 % Fett schmeckt heute wirklich gut und spart Fett.

Bei der Wurst übrigens ist der Fettgehalt, wenn er angegeben ist, immer aufs Volumen bezogen, also eindeutig. 100 Gramm Leberwurst mit 40 % Fett haben tatsächlich 40 Gramm in sich. Gerade im Wurstbereich gibt es seit wenigen Jahren geschmacklich hervorragende Angebote mit wenig Fett. Ich habe sogar schon eine Bratwurst mit weniger als 10 % Fett verkostet.

Light-Produkte sind seit Jahren im Handel, aber nicht immer sind sie wirklich „light“. Häufig ist der Zuckergehalt vermindert oder Süßstoff zugesetzt. Das bringt wenig. Sie sollten schon die Brille aufsetzen und genau lesen, ob bei Light-Produkten auch wirklich der Fettgehalt nennenswert reduziert ist.

Um Diät-Lebensmittel können Sie einen weiten Bogen machen, denn diese sind zur Gewichtsabnahme nicht sinnvoll. Manche Produkte sind für Diabetiker, andere für Menschen mit Fettstoffwechselstörungen bestimmt.

Für alle, die es genau wissen wollen: Fett ist natürlich nicht Fett. Doch was die Figur angeht, da ist Fett leider doch Fett. Ob Sie nun günstiges Rapsöl oder ungünstiges Kokosfett verzehren, jedes Gramm beider Fette liefert gut 9 Kilokalorien. Aber neben der Wirkung aufs Gewicht haben Fette noch andere Funktionen und Wirkungen im Organismus. Und hier unterscheidet die Ernährungswissenschaft je nach Fettsäurenstruktur zwischen günstigen und ungünstigen Fetten. Grobe Faustregel: Tierische Fette sind ungünstiger als pflanzliche Fette. Ausnahme: Fischöl ist gut, Kokosfett ist schlecht. Der Spitzenreiter unter den Ölen ist Rapsöl (gibt es inzwischen mit Buttergeschmack), aber auch Olivenöl und Sonnenblumenöle können Sie für den Salat verwenden.

Bei der Fülle an Angeboten im Supermarkt fällt es schwer, als Fettdetektiv einzukaufen. Daher hat sich mein Kollege Dr. Thomas Ellrott mit seiner Frau bemüht, einen schnellen Durchblick zu ermöglichen. Ihr Buch „Fettfalle Supermarkt" erleichtert den Durchblick und nennt fettsparende Alternativen (Umschau Verlag).

Bei allem Reden über Fett haben wir die Kohlenhydrate fast vergessen. Dabei lohnt es wirklich, über Gemüse, Kartoffeln, Obst, Reis, Nudeln und Brot zu reden. Und es lohnt, diese Lebensmittel zu essen. Und über Zucker sollten wir auch reden, schließlich ist Zucker ein konzentriertes Kohlenhydrat.

Kohlenhydrate, gleich aus welchem Lebensmittel sie stammen, werden im Körper zu Glukose und liefern Energie. Aber eben nicht nur: Diese Lebensmittel bringen wichtige Vitamine und Mineralstoffe in den Körper, sorgen mit ihren Ballaststoffen für eine gute Verdauung. Außerdem sättigen sie gut, weil sie Volumen auf den Teller bringen. Für die Regulation von Hunger und Sättigung sind u. a. Kohlenhydrate verantwortlich. Daher meine Empfehlung:

- *Essen Sie sich an Kohlenhydraten satt.* Wie beim Fett gibt es auch bei den Kohlenhydraten eher günstige und eher ungünstige Arten, auch wenn sie grundsätzlich alle in Glukose überführt werden. Das liegt vor allem an der Zusammensetzung der Lebensmittel, die Kohlenhydrate enthalten. So sind Gemüsesorten nährstoffreich, während das konzentrierte Kohlenhydrat Zucker nur reine Energie liefert. Obst, das Fruchtzucker enthält, nimmt eine Mittelposition ein. Allerdings, was Ihr Gewicht angeht, da sind Kohlenhydrate eher figurfreundlich – wenn sie nicht in Unmengen verzehrt oder vor allem getrunken werden.
  Mit diesen Empfehlungen können Sie Ihre erste Woche starten. Augenmaß beim Fett, großzügiger Umgang mit Kohlenhydraten – vor allem mit Gemüse, Obst, Salat, Nudeln, Reis oder Kartoffeln.
- *Trinken nicht vergessen!* Das wichtigste Lebensmittel ist Wasser. Ohne Nahrung können Menschen lange überleben, denn Energiereserven sind gespeichert. Doch ohne Wasser endet das Leben bereits nach wenigen Tagen tödlich. Gerade während der Gewichtsabnahme ist die ausreichende Flüssigkeitszufuhr wichtig.

Täglich sollten zwei Liter getrunken werden, das reicht aus, weil auch viel feste Kost (Kartoffeln, Obst, Gemüse, Jogurt, etc.) Wasser enthält und damit zusätzliche Flüssigkeit in den Körper schleust. Die deutsche Trinkwasserverordnung mit ihren strengen Vorgaben sorgt dafür, dass unser „Hahnwasser" ein gutes Lebensmittel ist – auch wenn es inzwischen aus der Mode gekommen ist, Leitungswasser zu trinken. Auch Mineralwasser und Fruchtsaftschorle sind empfehlenswerte Getränke. Im Sommer bietet ein Glas gekühlte Buttermilch herrlichen Trinkgenuss.
Wer tagsüber vergisst zu trinken, wird abends mit zwei Litern ein Problem haben, die kaum noch ausgetrunken werden können. Ein Tipp – auch für ältere Menschen, die weniger Durst empfinden: Wenn stündlich der Kurzzeitwecker klingelt, ist es einfach, ein Glas Wasser zu trinken. Dann stimmt am Abend die Menge für den ganzen Tag.

Ich wünsche Ihnen einen etwas anderen, aber dennoch einen guten Appetit und einen guten Durst.

**Halten wir fest:**

Ihr Ziel ist es, nach und nach weniger Fett, aber mehr Kohlenhydrate zu essen. Für jede Woche legen Sie einen Trainingsplan mit drei Positionen fest, wobei Sie darauf achten, Ihre Vorgaben nach dem Prinzip der flexiblen Verhaltenskontrolle zu formulieren – auch für den Lebensmitteleinkauf. Denken Sie daran, täglich zwei Liter Flüssigkeit zu trinken. Leitungswasser hat gute Qualität. Und vergessen Sie nicht, sich selbst für erfolgreiche Änderungen in Ihrem Verhalten zu belohnen!

## 4.5 Wie verändere ich meine körperliche Aktivität?

Das ist eine etwas schwierige Frage, die vor allem zunächst im Kopf beantwortet werden muss, bevor Sie Lust haben, Ihre Beine oder Arme zu bewegen. Essen und Trinken müssen Sie, daran führt kein Weg vorbei. In Ihrem Trainingsprogramm Woche für Woche führen Sie nach und nach Änderungen ein. Das ist kein zusätzlicher Zeitaufwand.

Anders bei der Bewegung. Wenn Sie bislang ziemlich inaktiv sind, dann erfordert mehr Bewegung auch mehr Zeit. Und wenn Sie bisher durch Sitzen laufend an Gewicht zugenommen haben, dann wird Ihnen jede zusätzliche Bewegung auch unbequem vorkommen. Unbewegte Menschen meiden jede Bewegung, weil sie ihnen wie Arbeit, manchmal wie Schwerstarbeit vorkommt.

Wenn Bewegung ein Medikament wäre, dann wäre es das beste und wirksamste Medikament, das es weltweit gibt. Mobilität hält gesund, sorgt für bewegliche Gelenke, wirkt günstig auf den gesamten Stoffwechsel sowie auf die Figur und macht sogar noch Spaß. Doch der Spaß stellt sich nicht sofort ein, wenn Bewegung den Alltag bestimmt. Das dauert schon etwas.

Ich möchte Sie zunächst davon überzeugen, wie sinnvoll und erlebnisreich ein bewegtes Leben ist. Denn nur mit Motivation werden Sie Lust haben, körperliche Aktivität in Ihren Alltag einfließen zu lassen. Ich spreche ganz bewusst von *Alltagsbewegung* und nicht von *Sport*! Das Wort „Sport" erinnert viele an den Schulsport, der meistens keine angenehmen Erinnerungen weckt. Es geht auch nicht darum, dass Sie sich einen Tennisschläger kaufen oder Fußballschuhe anschaffen. Kaufen Sie sich auch keinen Heimtrainer, denn diese Dinger stehen in Deutschland zu Millionen in der Garage oder im Keller, aktivieren höchstens das schlechte Gewissen, aber nicht die Lust an mehr Bewegung.

Sie haben sich inzwischen überlegt, *was* Sie für mehr Bewegung tun könnten (vgl. Arbeitsblatt 5 auf Seite 83). Das ist der erste wichtige Schritt. Es macht keinen Sinn, mehr Rad fahren zu wollen, wenn Sie das nicht gelernt haben. Und wenn kein Schwimmbad in Ihrer Nähe ist, dann ist der Wunsch, mehr schwimmen zu wollen, unrealistisch.

Wie auch beim Essverhalten führen bei der Bewegung nur kleine Schritte zum Ziel. Wenn Sie mit hochrotem Kopf joggen oder schweißgebadet in die Pedalen Ihres Rades treten, dann ist diese Anstrengung alles andere als sinnvolles Konditionstraining, macht auch keinen Spaß und hilft überhaupt nicht.

Der Schritt von einem mehr immobilen Leben in ein bewegtes Leben gelingt nur in kleinen Etappen. Da sich der wirkliche Spaß erst später einstellt, empfehle ich Ihnen, zunächst Ihre Aktivität zusammen mit anderen zu steigern. Ein gemeinsamer Spaziergang oder eine Radtour mit Freunden machen sofort Spaß, weil die Gemeinsamkeit Spaß macht. Oder sind Sie ein Mensch, der sich auch gerne ganz alleine bewegt?

## Schrittzähler

Es gibt ein tolles Gerät, das ich Ihnen sehr empfehlen kann: Einen Schrittzähler. Den gibt es in Warenhäusern und im Sportfachhandel. Für ein paar Euro erhalten Sie das Gerät, das Sie sich an den Gürtel oder den Sockenrand klemmen. Unermüdlich zählt das kleine Gerät jeden Schritt, den Sie tun. Abends wissen Sie dann genau, wie viele Schritte Sie am Tag gemacht haben. Sie werden staunen, wenn Sie Ihre ersten Ergebnisse ablesen. „Nur so wenig“ oder „Doch so viel“ – das sind typische Reaktionen, denn kein Mensch weiß, wie viele Schritte er am Tag macht. Es gibt auch komfortable Schrittzähler, die Ihre Schritte gleich in Kilometer umrechnen. Doch ob Sie Schritte oder Kilometer vom Gerät ablesen, ist eigentlich egal. Es kommt auf die Veränderungen von Woche zu Woche an und wenn Sie mehr Kilometer laufen wollen, dann müssen Sie auch mehr Schritte tun.

Wenn Sie Ihre Schrittzahl kennen, dann macht es Spaß, sich ein Ziel zu setzen. „Ich versuche“, sagen Sie sich nach dem Prinzip der flexiblen Verhaltenskontrolle, „im Durchschnitt in den kommenden sieben Tage um 10 % höher zu liegen“. Das ist wirklich zu schaffen. Der Schrittzähler gibt Ihnen dann Rückmeldung, ob Sie sich belohnen dürfen.

Wer am Tag um die 6.000 Schritte läuft, der ist schon ganz gut. Optimal sind 10.000 Schritte oder mehr am Tag. Doch versuchen Sie nicht gleich in der ersten Woche, 10.000 Schritte pro Tag zu schaffen. Das ist wirklich viel und Sie sollten sich Zeit lassen, um dieses hohe Ziel langsam zu erreichen. Wenn Sie anfangs gerade auf 1.000 Schritte am Tag kommen, dann ist das Ihr Ausgangspunkt. Ihr nächstens Ziel sind dann 1.100 Schritte am Tag. Dann 1.200 Schritte, usw. Ich verspreche Ihnen, Sie werden Spaß am Schrittzähler haben, weil er Ihnen direkte Rückmeldung gibt.

## Mit dem Fahrrad oder mit dem Auto?

Sind Sie schon einmal mit dem Auto zum Briefkasten gefahren? Oder zum Supermarkt um die Ecke? Das kommt vor, denn ans Auto haben wir alle uns über Jahrzehnte gewöhnt. Da es schick ist, auch ein Fahrrad zu besitzen, stehen viele Räder (ungenutzt) in der Garage oder im Keller. Und da alle Wege auch mit Bus, Straßenbahn oder Auto zu erledigen sind, werden auch die Füße kaum mehr genutzt, ihnen ergeht es wie dem Fahrrad.

Überlegen Sie sich in Ruhe, welche Strecken Sie auch mit dem Fahrrad machen können. Ein Kilometerzähler am Rad ist ein ebenso gutes Instrument wie der Schrittzähler. Sie können einen flexiblen Vorsatz fassen: *In den kommenden 14 Tagen werde ich 20 Kilometer mit dem Rad fahren.* Die Zielvorgabe „20 Kilometer" müssen Sie selbst natürlich festlegen, sie hängt davon ab, wie viele Kilometer Sie bisher mit dem Rad gefahren sind. Inzwischen kennen Sie das Prinzip: Gehen Sie nur etwas über die bisherige Fahrleistung hinaus. Sie müssen Erfolg haben, um sich selbst mehr Motivation zu schaffen.

Drei abendliche Runden auf dem Rad pro Woche, zwei Mal in der Woche zur Arbeit radeln, das könnten weitere Zielvorgaben sein. Überlegen Sie, bei welchen Gelegenheiten Ihr Fahrrad das Auto ersetzen kann. Sicher für den Weg zum Briefkasten oder zum Supermarkt um die Ecke.

Natürlich ist der Einkauf im Supermarkt schlecht mit dem Rad zu transportieren. Da muss schon das Auto her. Aber Sie müssen nicht versuchen, einen Parkplatz direkt vor dem Eingang zu finden. Da alle Kunden wenig laufen wollen, sind diese Parkplätze ohnehin knapp. Nehmen Sie den erstbesten freien Parkplatz und laufen zum Eingang. Ihr Schrittzähler bekommt etwas zu tun! Im Markt selber und für den Rückweg erspart Ihnen der Einkaufswagen, Ihre Waren zu tragen. Also, wie wär's: *„Bei meinen nächsten zehn Einkäufen im Supermarkt werde ich mindestens fünf Mal das Auto entfernter vom Eingang parken"*.

Fahren Sie Bus oder Straßenbahn, dann hat Ihr Schrittzähler wieder zu tun, wenn Sie eine oder zwei Haltestellen später oder früher ein- bzw. aussteigen. Der kluge, flexible Vorsatz lautet: *„Bei sechs Fahrten mit Bus oder Straßenbahn steige ich dreimal eine Haltestelle später ein"*.

Überlegen Sie, wie oft und wie lange Sie sitzen. Viele Beschäftigungen lassen sich auch im Stehen erledigen. Haben Sie ein Stehpult? Das ist ein geeignetes Möbelstück, um mehr Energie „auszugeben" als der Schreibtisch mit Sessel. Wenn Sie nachdenken, werden Ihnen noch mehr Gelegenheiten einfallen, um Ihre Alltagsbewegung zu steigern. Nutzen Sie diese Gelegenheiten Schritt für Schritt. So wird Mobilität zur Gewohnheit, wenn Sie kleine Änderungen in die Tat umsetzen, ohne dass Sie Ihren gesamten Lebensstil revolutionieren.

Wenn Sie keinen Hund haben, der Sie ausführt, dann haben vielleicht Ihre Freunde einen, den Sie ausleihen können. So tun Sie Ihren Freunden und deren Hund einen Gefallen – und sich selbst auch. Vielen Menschen fällt es schwer, sich ohne Zweck und Ziel zu bewegen. Da kann der Hund helfen. Aber auch der Partner oder Freunde, die Sie zu einer kleinen Wanderung einladen.

Volkshochschulen und Krankenkassen bieten überall Kurse an, um beweglicher zu werden. Melden Sie sich dort an, um in der Gruppe zusammen mit anderen Spaß zu haben. Natürlich spricht auch nichts gegen sportliche Aktivität zur Unterstützung Ihres bewegten Lebens. Doch eine Stunde Sport in der Woche ersetzt nicht die Wirkung der täglichen Bewegung, die langfristig zu einem höheren Energieverbrauch beiträgt als die eine Stunde Sport.

**Halten wir fest:**

Beim bewegten Menschen kommt es auf die ständige Alltagsbewegung an. Ein Schrittzähler ist ebenso wie der Kilometerzähler am Fahrrad ein tolles Gerät, das Rückmeldung gibt und die flexiblen Vorsätze möglich macht, da Sie über eine konkrete Zeit Ihre Aktivitäten aufaddieren. Wenn Sie eine neue Bewegungsart einführen, dann bitte nur in kleinen Schritten. Ihr Programm darf nicht in „Arbeit" ausarten, denn dann schleicht sich schnell wieder die bequeme Immobilität ein. Bewegung soll Spaß machen und keine Belastung werden.

## 4.6 Zwischenbilanz

Mit planvoller Verringerung des Fett- und Alkoholkonsums und liberalem Kohlenhydratverzehr werden Sie Pfund um Pfund verlieren, vor allem, wenn Sie im Alltag körperlich aktiver werden. Sie wissen, wie wichtig es ist, sich für Erfolge zu belohnen, um aus geändertem Verhalten eine neue Gewohnheit werden zu lassen. Dieses Wissen setzen Sie Schritt für Schritt, also Woche für Woche, in die Tat um. Rigide Vorsätze wollen Sie sich abgewöhnen, um mit flexibler Verhaltenskontrolle Ihren Erfolg zu sichern. Nur Erfolg stabilisiert Ihr Verhalten.

Wenn die ersten Kilogramm Körperfett verbraucht sind und Sie sich auf der Waage freuen können, dann ist der Zeitpunkt gekommen, darüber nachzudenken, wann Sie in die Stabilisierungsphase überwechseln möchten. Dazu mehr Informationen in Kapitel 5.

Es gibt noch ein paar Punkte zu besprechen, die bislang nicht zur Sprache kamen, Ihnen aber möglicherweise Schwierigkeiten bereiten. Starten wir mit einer Frage, die insbesondere Frauen oft stellen:

## 4.7 Was tun gegen „Kummerspeck“?

Bei den meisten Menschen schlägt Stress auf den Magen, sie werden appetitlos. Doch auch das Gegenteil ist Realität: Stress steigert das Bedürfnis zu essen. Dieses stressbedingte Essen ist bei Frauen viermal häufiger als bei Männern. Eine eindeutige Erklärung dafür gibt es nicht.

Wir wissen allerdings, dass diese Art der Stressreaktion gelernt sein muss, denn Kinder bis zum siebten Lebensjahr reagieren ausnahmslos mit Appetitminderung, wenn sie geärgert werden oder traurig sind. Auch Tiere denken nicht ans Fressen, wenn sie gestresst werden. Für eine Antilope wäre der Gedanke ans Fressen, wenn sie einen Löwen sieht, auch der letzte Gedanke. Aggression oder Flucht – das sind die Reaktionen auf Stress bei Tieren, die uns Menschen in dem Maß nicht zur Verfügung stehen.

Der Abend ist die typische Tageszeit, an der ein nicht zu bewältigendes Bedürfnis nach Essen auftritt. Überaktivierender Stress wie Aufregung, Ärger oder Wut, aber auch unteraktivierender Stress wie Langeweile, Trauer oder Kummer verlangen nach Nahrung. Dadurch sammeln sich Pfunde an, die der Volksmund „Kummerspeck“ getauft hat. Was können Sie dagegen tun, falls Sie dieser Heißhunger auch überfällt?

Zumeist wird versucht, standhaft zu bleiben. Und genau das misslingt. Die Heißhungerattacke wird damit nur einige Zeit hinausgeschoben, bleibt letztendlich aber Sieger. Das unkontrollierte Essen löst seinerseits wieder Schuldgefühle aus, die erneut den nächsten Heißhungeranfall programmieren. Wenn der Versuch, standhaft zu bleiben, misslingt, was kann statt dessen unternommen werden?

Wenn die Heißhungerattacke sich unmissverständlich bemerkbar gemacht hat, dann hilft nur eines: Essen! Damit dieses Essen nicht zur Kalorienkatastrophe führt, empfehle ich, sich für solche Attacken ein „Notfallpack“ mit Lebensmitteln bereit zu legen, die dann verspeist werden dürfen. Wohlgemerkt „dürfen“, damit kein schlechtes Gewissen als Motor für die nächste Attacke auftaucht. In ein solches Notfallpack können fettfreie Süßigkeiten hinein, weil oft der Heißhunger auch ein spezieller Süßhunger ist.

Grundsätzlich aber sollte gesehen werden, dass diese stressbedingte Heißhungerattacke eigentlich kein Ernährungsproblem ist. Sie ist ein *Situationsproblem*, ausgelöst durch Ärger oder Langeweile. Sie drängt sich auch nur auf, wenn der Mensch einsam und sein Wohlbefinden beeinträchtigt ist. Im Restaurant oder im Kino gibt es keine solchen Heißhungerattacken.

Daher bietet ein abendlicher Situationswechsel die größte Chance, den Heißhunger zu vermeiden. Nun, werden Sie einwenden, ich kann nicht jeden Abend Freunde einladen, ins Kino gehen oder Besuche machen. Klar, doch Sie selbst wissen meist vorher, ob Sie ein Abend erwartet, an dem Sie sich nicht richtig wohl fühlen werden. Dann setzen Sie bitte auf Situationswechsel.

Es gibt noch eine Möglichkeit, den Heißhungerattacken am Abend vorzubeugen. Viele Menschen sind tagsüber „gezügelte Esser“. Sie kontrollieren ihr Essverhalten, achten auf Kalorien und halten die Mengen, die sie essen, klein. Sie verfügen über eine gute Selbstkontrolle, die das „gezügelte Essen“ erfolgreich durchsetzt. Stress – am Abend – schwächt auch die Selbstkontrolle. Und dann macht sich der Hunger bemerkbar, der tagsüber erfolgreich unterdrückt wurde. Es ist also nicht ratsam, seine Essmengen tagsüber zu klein zu halten, weil dann abends der unbändige Appetit erwacht.

Da Süßigkeiten, aber auch andere Kohlenhydrate im falschen Verdacht stehen, „Dickmacher“ zu sein, werden gerade diese süßen Lebensmittel durch intakte Selbstkontrolle am Tag vermieden. So kann erklärt werden, dass gerade am Abend der Süßhunger erwacht, weil tagsüber zu wenig Kohlenhydrate verzehrt wurden. Darum empfehle ich Ihnen, sich tagsüber ausreichend Kohlenhydrate auf den Teller zu legen, um dem abendlichen Süßhunger vorzubeugen.

**Halten wir fest:**

Heißhunger, ausgelöst durch Stress, hängt von der Situation ab. Der Versuch, standhaft dagegen anzugehen, misslingt meist. Ein „Notfallpack“ kann helfen. Besser ist ein Situationswechsel. Auch stark gezügeltes Essverhalten oder zu starke Einschränkung der Kohlenhydrate am Tag können Heiß- und Süßhunger am Abend auslösen, wenn Stress (auch Langeweile) die Selbstkontrolle beeinträchtigt.

## 4.8 Ich hätte da noch eine Frage ...

Ich muss auch für meinen Mann und meine Kinder kochen. Wie soll das gehen?

Kein Problem, denn wenn Sie Speisen auf den Tisch bringen, die dem „schlanken Mix“ folgen, dann ist das auch für Ihre Familie ein gesundes Essen. Es gibt ja keine Beschränkung der Menge!

Ich muss oft außer Haus essen. Woher weiß ich, wie viel Fett im Essen ist?

Eine schwierige Frage, denn der Fettgehalt wird in der Gastronomie nicht ausgewiesen. Mit den Angeboten vom Imbiss oder der Systemgastronomie sollten Sie vorsichtig sein. Würste, panierte Koteletts, Döner oder Pommes sind fettreich. Schärfen Sie Ihren Blick für die Speisekarte. Fragen Sie den Kellner nach weniger fettreichen Speisen. Bestellen Sie Fleisch unpaniert, beim Salat die Soße extra. Entdecken Sie die „gute Stulle“ wieder, die Sie von zu Hause mitnehmen. Da wissen Sie, was Sie essen. Auch Obst ist unterwegs ein wunderbares Fast Food.

Wie bewältige ich die aufdringliche Höflichkeit der „aufdringlichen Gastgeber“ bei Feiern, die mir Kuchen oder Alkohol anbieten?

Mit Höflichkeit und flexibler Verhaltenskontrolle. Schaffen Sie sich vor der Einladung ein „Guthaben“ an, damit Sie mehr Spielraum haben. Der Hinweis aufs Autofahren ist höflich und stoppt das Alkoholangebot. Erklären Sie, dass Sie dabei sind, abzunehmen. Das versteht jeder, weil nahezu jeder Figurprobleme kennt.

Wenn ich mal völlig unkontrolliert gegessen oder getrunken habe, wache ich am nächsten Tag mit schlechter Laune und Schuldgefühlen auf. Kann ich das ändern?

Wer sonst, nur Sie! Akzeptieren Sie, dass während jeden Trainings auch mal Rückschläge vorkommen. Das ist beim Sporttraining auch so. Sie wissen doch, was Sie können. Und den „Ausrutscher" am Abend zuvor können Sie wieder ausbessern. Dazu mehr in Kapitel 6.

Ich versuche, viele kleine Mahlzeiten zu essen, aber das ist wirklich schwierig. Warum?

Übergewichtige haben mehr Probleme mit dem Stopp-Signal (Sättigung) als mit dem Start-Signal (Appetit). Sie können stundenlang nichts essen, das gelingt. Aber nach einer halben Scheibe aufzuhören, das macht Schwierigkeiten. Darum essen Sie lieber drei normale Mahlzeiten am Tag als viele kleine, aus denen dann viele große werden.

Wenn ich andere essen sehe oder verlockende Düfte rieche, möchte ich auch immer essen. Woran liegt das?

Während der Gewichtsabnahme nimmt die Empfindlichkeit für Innensignale (z. B. Sättigung) ab und die für Außensignale (Anblick, Geruch) zu. Gegen diese biologische Reaktion gibt es keine „Therapie". Aber es hilft schon, dies zu wissen, dann können Sie Situationen meiden, in denen Andere essen oder appetitliche Düfte Sie umschwirren.

Ich werde nie richtig satt. Was kann ich dagegen tun?

Wer sich lange Zeit nicht mehr richtig satt isst, verlernt das Gefühl für Sättigung. Trainieren Sie Ihr Sättigungsgefühl mit „ungefährlichen" Speisen, z. B. mit Kartoffeln oder Nudeln. Essen Sie, bis Sie Sättigung verspüren. Aber essen Sie bitte langsam, denn das Sättigungsgefühl braucht einige Minuten, bis es sich bemerkbar machen kann.

Ich mag kein Obst! Ernähre ich mich ungesund?

Nein, denn was an positiven Inhaltsstoffen dem Obst zugeschrieben wird, das gilt eigentlich für das Gemüse. Ohne Gemüse ist eine vollwertige Ernährung wirklich schwierig.

Ich bin Vegetarier. Ist das ein Vorteil für eine gesunde Ernährung?

Ja, wenn Sie Eier, Fisch und Milchprodukte verzehren. Damit ist die Nährstoffvielfalt gesichert. Sie essen als Vegetarier ohnehin viel Kohlenhydrate und weniger Fett. Sollten Sie allerdings Veganer sein, dann heißt die Antwort: Nein. Wer auf jegliche tierische Produkte verzichtet, wird kaum eine vollwertige Ernährung schaffen.

Wie kann ich den Urlaub ohne Gewichtszunahme überstehen?

Ganz einfach: Viel bewegen und richtig essen. Klar, aber wie gelingt das, wenn die Küche für „All-inklusive-Gäste" überladene Büffets aufbaut und die Liegen zum Sonnenbad verlocken. Werden Sie zum Feinschmecker. Essen Sie nichts vom Buffet, nur weil es angeboten wird. Wählen Sie kritisch nur die leckersten Dinge und freuen sich an Qualität statt an Quantität. Wo Sonnenliegen stehen, gibt es meist auch einen Pool oder das Meer. Nach dem Schwimmen haben Sie die Sonnenliege verdient. Und abends sorgt der Spaziergang durch den Ort für Bewegung.

Unsere Kantine im Unternehmen serviert deftige Hausmannskost mit viel Fett. Aber irgendwo muss ich mittags essen.

Schlagen Sie dem Betriebsleiter vor, auch Salatteller und andere „fettentschärfte" Speisen anzubieten. Wenn das keinen Erfolg hat, dann können Sie sich nur selbst verpflegen. Nehmen Sie sich ein belegtes Brot, einen Becher Joghurt und ein Stück Obst von zu Hause mit und essen dann abends warm, wenn Sie daheim sind.

Manchmal habe ich einfach keine Lust mehr, so überlegt einzukaufen und mit Bedacht das Essen zuzubereiten. Dann möchte ich wieder so essen wie früher. Ist das normal?

Völlig normal und verständlich! Es ist schwer, alte Gewohnheiten zu verlassen. Doch wenn Sie essen wie früher, dann leiden Sie bald wieder unter Figurproblemen. Dazwischen müssen Sie abwägen und sich entscheiden. Schauen Sie sich Ihre Fotos von früher an, dann fällt die Entscheidung leichter.

Meine Freundinnen lachen über mich und behaupten, dass ich sowieso bald wieder die „alte Dicke“ bin. Ist das nicht ungerecht?

Nicht nur ungerecht. Das ist auch nicht freundschaftlich. Überlegen Sie mal, dass Sie abnehmen und damit zeigen, wie stark Sie sind. Das irritiert Ihre Freundinnen, die bestimmt schon eine Diät abgebrochen haben. Nun wünschen sie sich, dass Sie auch nicht erfolgreicher und stärker sind als sie selbst. Verständlich, aber ungerecht!

Ich möchte nur an bestimmten Körperstellen abnehmen. Wie geht das?

Die Fettverteilung am Körper ist hormonell geregelt. So ist für Männer der „dicke Bauch“ typisch, Frauen haben eher Fettreserven an Hüften, Po und Oberschenkeln. Eine gezielte Abnahme von Fett an bestimmten Körperstellen gibt es nicht. Was etwas helfen kann, sind bestimmte gymnastische Übungen, die auch Muskeln straffen (z. B. Bauchdecke).

Ich habe Angst vor den Hautfalten, wenn ich abgenommen habe.

Abwarten, wenn Sie nicht mehr als 30 kg abnehmen, dann gibt es keine Probleme mit den Hautfalten. Die Haut strafft sich wieder – darum auch an Bewegung denken, die Muskeln aufbaut. Sollten wirklich störende Hautfalten auftreten (was selten ist), dann kann der Chirurg helfen.

# 5 Wie kann ich meinen Abnahmeerfolg stabilisieren?

Das neue Ess- und Bewegungsverhalten, das Sie selbst erfolgreich trainiert haben, ändert nichts an den evolutionsbiologischen Programmen, aber auch nichts an den heutigen Lebensbedingungen. Darum sagte ich Ihnen schon, dass Ihr Training anfängt, aber niemals enden sollte. Natürlich wird es mit der Zeit leichter, seinen neuen Lebensstil zu stabilisieren, weil sich neue Gewohnheiten festigen. Nicht jeder Schritt und jeder Bissen müssen noch bewusst kontrolliert werden. Sie werden schon bemerkt haben, wie sich Ihr neues Verhalten mehr und mehr „automatisiert" hat. Das ist eine wichtige Erfahrung, denn Sie erleben, dass Sie sich nicht mehr ständig beobachten müssen. Es ist auch das Ziel eines Trainings, dass neue Fertigkeiten gelernt und in das Verhaltensrepertoire übernommen werden. Sportlern geht es genauso, aber Menschen, die lernen Klavier zu spielen, auch. Zunächst üben sie, dann aber „können" sie es. Wer auf dem Tennisplatz zehn Trainerstunden hatte, wird anschließend anders spielen als vorher. Wie heißt es so schön: „Gelernt ist gelernt".

Damit sind wir schon bei der Beantwortung der wichtigen Frage, die Sie sich sicher schon gestellt haben:

## 5.1 Ein lebenslanges Programm?

Um ehrlich zu sein, muss ich JA sagen. Doch mit der Zeit wird Ihr Aufwand immer kleiner, den das Abnahme- und Stabilisierungsprogramm fordert. Wer sich daran gewöhnt hat, statt Streichfett als „Klebstoff" Senf oder Frischkäse aufs Brot zu streichen, macht dies bald ohne lange darüber nachzudenken. Genauso ist es mit der Bewegung im Alltag. Irgendwann legen Sie Ihren Schrittzähler zur Seite, weil Sie festgestellt haben, dass Sie täglich auf gut 6.000 Schritte kommen.

Zur erfolgreichen Stabilisierung gehört, sich weiterhin jeden Sonntag zu wiegen. Es gehört dazu, weiterhin den „schlanken Kalorienmix" zu verzehren und den Alltag als „bewegter Mensch" zu gestalten. Wichtig ist die Beherrschung des Heiß- oder Süßhungers, der insbesondere am Abend zu unkontrollierten Essattacken führt. Gegenmaßnahmen hatten wir besprochen. Das geht alles gut, wenn nicht plötzlich belastende Umstände ins Leben treten, die Ihre ganze Aufmerksamkeit und emotionale Kraft beanspruchen. Solche „Life Events", belastende Lebensereignisse, können durchaus einen Rückfall in uralte Gewohnheiten bewirken. Denn auch nach einem halben oder ganzen Jahr sind die Spuren Ihrer jahrelang gebahnten Gewohnheiten nicht völlig ausgelöscht.

So kann es vorkommen, dass plötzlich Ihr Sonntagsgewicht höher liegt. Sie sind so sehr mit anderen Dingen beschäftigt, dass Ihr bewegtes Leben wieder unbewegter wird. Was können Sie dann tun?

**Halten wir fest:**

Genetik und Umwelt ändern sich lange nicht so schnell, wie Sie Ihr Ess- und Bewegungsverhalten verändert haben. Darum wird Ihr Verhaltenstraining, das Sie begonnen haben, auch eigentlich kein Ende haben. Aber sobald sich neue Gewohnheiten gefestigt haben, fällt es leichter, Ihre Verhaltensweisen zu stabilisieren.

## 5.2 Wie gehe ich mit Misserfolgen um?

Zunächst empfehle ich Ihnen, mit dem Wort „Misserfolg" vorsichtig umzugehen. Oft wird als Misserfolg bezeichnet, was wirklich kein Misserfolg ist. Aber wenn dieser Begriff gewählt wird, dann folgen schnell Schuldgefühl oder Resignation. Schließlich ist ein Misserfolg keine erfreuliche Erfahrung.

Nehmen wir an, Sie haben 8 Kilogramm abgenommen. Ein tolle Leistung, auf die Sie mit Recht stolz sein können. Am nächsten Sonntag zeigt die Waage, dass Sie wieder ein Kilogramm zugenommen haben. Das aber ist kein Misserfolg! Immerhin bleiben Ihnen noch sieben erfolgreich abgenommene Kilogramm. Und Sie haben die Erfahrung gemacht, wie Sie abnehmen können. Das ist doch ein Potenzial, das Sie wieder aktivieren können.

Jürgen Margraf, Psychologieprofessor in Basel, hat ein wunderschönes Beispiel gebracht, das ich Ihnen erzählen möchte. Stellen Sie sich vor, Sie gehen 65 Stufen einer großen Treppe hinunter. Das schaffen Sie und sind richtig froh. Plötzlich werden Sie wieder drei Stufen höher gestellt. Ist das ein Misserfolg? Nein, keinesfalls. 62 Stufen sind immer noch geschafft und Sie werden die drei restlichen Stufen einfach noch einmal gehen. Schließlich wissen Sie, wie Sie die Stufen hinunter gehen können.

Wer zu Unrecht vorschnell von Misserfolgen spricht, blockiert sein eigenes Verhalten. Darum empfehle ich Ihnen, statt von Misserfolg besser von Trainingsstillstand oder Trainingsrückschritt zu sprechen. Der Stabhochspringer, der 5,20 Meter schafft, ist gut. Aber wenn er beim nächsten Mal bei 5,10 die Latte reißt, ist das kein Misserfolg. Er wird weiter trainieren, um wieder 5,10 oder mehr zu schaffen. Glauben Sie, dass Jelena Issinbajewa, die mit 5,05 Meter den Stabhochsprung-Weltrekord bei den Frauen geschafft hat, immer nur über 5 Meter gesprungen ist?

So müssen Sie auch Ihr Trainingsziel als Gewichtsstabilisierung bewerten. Es gibt Gewichtszunahmen, danach folgt auch wieder eine Gewichtsabnahme. Es ist unfair sich selbst gegenüber, sofort von Misserfolg zu sprechen, wenn das Gewicht etwas ansteigt. Das verdirbt die Laune und die Motivation, weiter zu machen. Seien Sie fair zu sich und akzeptieren, dass Trainingsstillstände oder Trainingsrückschritte vorkommen. Das ist völlig normal.

Es ist auch kein Misserfolg, wenn Sie Ihr Wunschgewicht nicht erreichen. Das ist zwar traurig, doch wenn Sie Ihr Wunschgewicht zu tief angesetzt haben, dann waren Sie nicht fair zu sich. Sie können Ihr Körpergewicht beeinflussen. Aber Sie können nicht jedes Gewicht erzwingen. Vorsicht, sollten Sie dies versuchen, dann verteidigt sich Ihr Organismus und entwickelt Essstörungen. Gerade bei Berufen, die dem extremen Schlankheitsideal untergeordnet sind, wie Models, Mannequins und Schauspielerinnen häufen sich Essstörungen, insbesondere die Bulimia nervosa (Ess-Brechsucht).

Versuchen Sie, Ihr Wohlfühlgewicht zu stabilisieren. So nenne ich das Gewicht, mit dem Sie genussvoll essen und trinken können, sich aber auch im Spiegel noch leiden können. Ein BMI unter 18 – wie bei Models – ist kein Wohlfühlgewicht. Ein BMI über 30 allerdings auch nicht. Zu schlank ist ebenso ungesund wie zu dick. Doch dazwischen liegt eine weite Spanne (BMI zwischen 18,5 und 25), innerhalb derer Sie sich Ihr persönliches Wohlfühlgewicht aussuchen können.

Misserfolge entstehen erst gar nicht, wenn die Zielsetzungen realistisch waren. Erreichbare Ziele sind also die beste Abwehr von Misserfolgen. Und wenn dann trotzdem so genannte „Misserfolge" auftreten, dann sprechen Sie lieber von Trainingsstillstand. Das sind Sie sich selbst schuldig!

**Wir halten fest:**

Misserfolge sind meist „selbstgemacht", weil die Ziele zu hoch gesetzt wurden. Sie sollten lieber von Trainingsstillstand oder Trainingsrückschritt sprechen, wenn Sie Ihre realistischen Ziele nicht auf Anhieb erreichen. Eine Gewichtszunahme ist darum auch kein Misserfolg, denn Sie wissen, wie Sie abnehmen können und aufgrund dieser Erfahrung bekommen Sie den kleinen Trainingsrückschritt wieder in den Griff.

## 5.3 Mein Belohnungsprogramm für Verhaltenserfolge

Nicht nur während des aktiven Trainings, sondern auch gerade während der Gewichtsstabilisierung sind Sie Ihr eigener Verhaltensmanager. Wenn Ihr Sonntagsgewicht stimmt, wenn Sie ausreichend Gemüse gegessen, auf versteckte Fette geachtet haben und Ihre 6.000 oder 8.000 Schritte am Tag gelaufen sind, dann ist dafür eine Belohnung fällig. Das alles ist nicht selbstverständlich, sondern eine große Leistung, die belohnt werden muss. Sie wissen noch, Belohnung macht nicht nur Freude, sondern sie stabilisiert auch das Verhalten, das belohnt wird.

Nehmen Sie Ihre Aufgabe als eigener Verhaltensmanager bitte ernst. Es ist für Sie selbstverständlich, anderen Menschen zum Geburtstag oder zu Weihnachten etwas zu schenken. Geschenke erhalten die Freundschaft. Doch für viele ist es überhaupt nicht selbstverständlich, sich selbst etwas zu schenken. Auch das erhält die Freundschaft mit sich selbst. Wer sich selbst gut leiden mag, für den ist vieles einfacher – auch bei der Gewichtsstabilisierung.

Sie haben für sich selbst abgenommen. Sie sind dabei, Ihren Erfolg zu stabilisieren. Das kann nur gelingen, wenn Sie dabei auch Spaß und Freude erleben. Dazu können Sie selbst beitragen. Belohnen Sie sich. Unternehmen Sie etwas, was Sie schon immer gerne machen wollten. Schenken Sie sich hübsche Blumen, attraktive Kleider, eine andere Brille, eine neue Frisur. Ihnen wird noch viel mehr einfallen, worüber Sie sich freuen können. Das steigert auch Ihre eigene Wertschätzung – und das sollten Sie sich wirklich gönnen. Sie sind es sich schuldig.

Vielleicht fällt Ihnen auch ein Wunsch ein, der ein bisschen teuer ist, wie z. B. ein Erholungsurlaub unter heißer Sonne, ein neues Fahrrad mit toller Gangschaltung, ein neues Fernsehgerät, ein moderner Wohnzimmerschrank. Dann können Sie das Gutscheinprinzip anwenden. Sie „zerlegen" Ihren großen Wunsch in viele Gutscheine, mit denen Sie sich nach und nach belohnen. Wenn Sie Ihre zehn oder zwanzig Gutscheine als Belohnung gesammelt haben, haben Sie sich den großen Wunsch verdient. Dann geht's in die Sonne, zum Fahrradhändler, in das Fernsehgeschäft oder in den Möbelladen.

Damit wollte ich Ihnen das Prinzip klar machen. Sie müssen natürlich Ihre eigenen Wünsche kennen und die „Portionen" festlegen, für die es einen Gutschein gibt. Bei mir hat einmal ein Jugendlicher abnehmen wollen. Sein dringlichster Wunsch war ein teures Rennrad. Also haben wir das Rennrad „zerlegt". Zunächst gab es den Sattel, dann die Lenkstange, dann den Vorder-, dann den Hinterreifen, usw. So wurde mein jugendlicher Patient für seine Erfolge belohnt. Seine Motivation wurde aufrecht erhalten und das ständig komplettierte Rennrad rettete ihn auch über einen Trainingsstillstand hinweg. Am Ende hatte er abgenommen und sein gewünschtes Rennrad, auf dem er mit Freude am schnellen Radfahren sein Stabilisierungsprogramm einleiten konnte.

**Halten wir fest:**

Sie sind Ihr eigener Verhaltensmanager. Belohnung macht nicht nur Freude, sondern festigt auch das neue Verhalten. Schenken Sie sich etwas, wenn Sie mit Ihrem Verhalten zufrieden sind. Ihre großen Wünsche können Sie in viele Gutscheine aufteilen, die Sie dann einlösen, wenn die nötige Gesamtzahl für die große Belohnung „verdient" ist.

# 6 Was Angehörige tun können

Übergewicht ist ein „öffentliches Symptom“, da reicht die Blickdiagnose. Darum muss der oder die Übergewichtige nicht ständig auf sein Übergewicht angesprochen werden. Die klugen Ratschläge wie „Du solltest weniger essen“ oder „Du solltest dich mehr bewegen“ sind ebenso überflüssig, nutzlos wie auch bekannt. Die kennen die Betroffenen längst, und sie haben nicht geholfen.

Menschen mit Übergewicht leiden unter ihrer Körperfülle – zumal in einer Gesellschaft, die extreme Schlankheit als Ideal vorgibt. Sie fühlen sich als Außenseiter, trauen sich oft nicht mehr in die Öffentlichkeit und leben innerlich allein mit ihrem Kummer, der sie oft das Essen als Trost empfinden lässt. Übergewicht hat mit Willensschwäche oder „Naschhaftigkeit“ nichts zu tun. Genetische Disposition in Wechselwirkung mit unseren „modernen“ Lebensverhältnissen macht es den Betroffenen schwer, dagegen erfolgreich anzugehen. Es ist auch wirklich schwer, wie die Mehrheit der Deutschen beweist, die inzwischen übergewichtig ist.

Häufig werden, auch von Angehörigen, die Übergewichtigen „auf die Probe“ gestellt. Man bietet ihnen noch ein Stück Kuchen an, schenkt ihnen ein Verdauungsschnäpschen ein oder zwingt ihnen zum Dessert noch eine Mousse au Chocolat auf. Setzt sie also dem Konflikt zwischen Höflichkeit und Standhaftigkeit aus. Dahinter steckt manchmal auch die Absicht zu beweisen, dass die „Dicken“ doch viel essen und trinken. Das sollte man sein lassen. Liebe Gäste dürfen nicht so verführt werden.

Wenn Betroffene selbst ihr Gewichtsproblem ansprechen, dann sind Sie am besten „ganz Ohr“ und hören zu. Sparen Sie sich die üblichen „guten Ratschläge“, denn sie helfen nicht. Setzen Sie lieber in Ruhe das Gespräch über die Inhalte Ihres Gesprächsteilnehmers fort. Erfahren Sie, welche Sorgen und Wünsche geäußert werden. Versuchen Sie, Ihren übergewichtigen Angehörigen zu verstehen. Sagen Sie ihm, dass Sie ihm – wenn er es möchte – auch gerne helfen wollen. Aber drängen Sie sich nicht auf. Lassen Sie ihm Zeit, auf Ihr Angebot zurück zu kommen. Das kann eine Weile dauern.

Wenn er Ihre Hilfe in Anspruch nehmen möchte, dann besprechen Sie mit ihm, welche Hilfestellung er erwartet. Vielleicht möchte er beraten werden, welche Diät gut ist, was er außer Diät noch unternehmen kann, oder er möchte gerne, dass Sie einmal mit ihm einen Spaziergang machen oder ihn beim nächsten Kleiderkauf beraten. Diese „Beraterrolle“, die Ihnen zuteil wird, beweist bereits, dass Ihr Angehöriger Vertrauen zu Ihnen hat. Das ist eine gute Basis, um gemeinsame Gespräche zu führen, in denen das Lebensproblem Übergewicht das Thema ist. So können verschiedene Aspekte besprochen werden, die Übergewichtige üblicherweise für sich behalten, weil es ihnen peinlich ist, darüber zu reden: die Heißhungerattacken bei Langeweile; die Scheu, in die Stadt zu gehen; die Peinlichkeit, seine Lebensmittel an der Supermarktkasse auszubreiten; die Furcht, kein passendes Kleid im Geschäft zu finden etc.

Diese den Übergewichtigen belastenden Probleme sollten Sie nicht bagatellisieren („Aber das ist doch nicht schlimm!“), sondern verständnisvoll anhören und verstehen wollen. Schließlich wird sich auch die Gelegenheit ergeben, darüber zu sprechen, was in Zukunft geschehen könnte. Auch hier sollten Sie zunächst erfahren, was sich Ihr Angehöriger gedacht hat, welche Möglichkeiten er überlegt und welche Chancen er sich ausrechnet. Das kann dann anschließend gemeinsam besprochen werden.

Entschließt er sich, eine professionelle Therapie zu beginnen, können Sie ihm sehr helfen, wenn Sie den Part als Mit-Therapeut übernehmen. Die wichtigste Aufgabe besteht darin, Mut zu machen, Motivation zu stärken und Durchhaltevermögen zu sichern. Vor allem, wenn kleine Rückschläge erlebt werden, die nicht als Misserfolge, sondern „trainingsbedingter Stillstand“ besprochen werden sollten. Aber auch Bestätigung und Lob sind Aufgaben des Mit-Therapeuten, wenn Verhaltensänderungen gelingen. Als Mitradler oder Mitwanderer können Sie das Training zu mehr körperlicher Bewegung zu einem sozialen Ereignis gestalten.

Sie müssen überzeugt sein, dass Übergewicht nicht durch schuldhaftes Versagen verursacht wird. Übergewicht ist eine Krankheit, die nur durch einen anderen Lebensstil „geheilt“ werden kann. Die Betroffenen leiden erheblich unter ihrem Gewicht – auch wenn sie darüber nicht offen sprechen, denn so lange in der öffentlichen Meinung das Vorurteil herrscht, dass Übergewicht selbst verschuldet ist, dass Übergewichtige unmäßig essen, dass Übergewichtige sich nicht kontrollieren können, so lange ist es den Betroffenen peinlich, über ihr Gewicht zu sprechen. Sie fühlen sich selbst schuldig.

Im Gespräch können Sie dazu beitragen, diesen eigenen Schuldvorwurf zu relativieren. Die meisten Übergewichtigen haben eine lange Diätgeschichte hinter sich, die ihnen nicht geholfen hat – im Gegenteil. Die Hoffnungen vor jeder Diät wurden durch die anschließenden Erfahrungen nach der Diät enttäuscht. Übergewichtige haben erlebt, dass solche Schlankheitsdiäten eigentlich „dick machen".

Übergewichtige behaupten oft, sie essen wirklich wenig oder das Gewicht sei in ihrer Familie „angelegt". Sie halten sich für einen „guten Futterverwerter", beschuldigen ihre „Drüsen" oder schieben ihre überzähligen Pfunde auf den „schweren Knochenbau". Alle diese Gründe wurden jahrelang als „Ausreden" der Übergewichtigen bezeichnet. Inzwischen hat die Forschung jedoch diese „Ausreden" (bis auf den „schweren Knochenbau") als tatsächliche Möglichkeiten bestätigt. Damit ist auch ein Großteil des persönlichen Schuldvorwurfs entkräftet worden.

Gehen Sie verständnisvoll mit Ihrem übergewichtigen Angehörigen um. Sie können als Mit-Therapeut helfen, aber nicht mit „klugen Ratschlägen". Sie können Mut machen, sollten gut zuhören und selbst als Motor für mehr Bewegung agieren. Als vertrauensvoller Gesprächspartner Ihres Angehörigen, der die Probleme des Übergewichtigen versteht, haben Sie die Chance, ein wirklich hilfreicher Angehöriger zu sein.

# 7 Ein Fallbeispiel

Monika, 53 Jahre, verheiratet, zwei Kinder. Sie wohnt inzwischen allein mit ihrem Mann (Berufsschullehrer) im eigenen Reihenhaus, ihr Sohn (20) und ihre Tochter (23) leben als Studenten in anderen Städten. Monika versorgt den Haushalt und den Garten. Sie kocht gerne und gut. Mittags bringt sie „gutes Essen" auf den Tisch, das ihr Mann (und Monika selbst auch) mit Genuss verspeist. Sie hat viel Freude an der Gartenarbeit.

Monika ist sehr unglücklich über ihr Gewicht mit 89 kg bei 1,71 Körpergröße. Sie hat fast jedes Frühjahr eine Schlankheitsdiät gemacht, dabei auch abgenommen, aber schließlich wieder zugenommen. So ist sie über die Jahre langsam immer übergewichtiger geworden. Als sie vor fünf Jahren das Rauchen aufgegeben hat, hat ihr Gewicht nochmals einen Sprung von fünf Kilogramm nach oben gemacht. Sie staunt jedes Mal, wenn sie ihre Hosen oder Kleider im Kleiderschrank ansieht, die sie vor Jahren getragen hat. „Wenn die mir noch einmal passen würden", denkt sie dann und resigniert: „Das schaffe ich nie mehr".

Ihr Hausarzt hat nach der letzten Untersuchung etwas ernst geschaut und ihr dringend empfohlen, einige Kilogramm abzunehmen. Ihr BMI habe die kritische Grenze von 30 überschritten und ihr Blutdruck sei auch etwas erhöht. Wenn ihr Gewicht weiter steige, dann müsse sie damit rechnen, noch an weiteren Risikofaktoren zu leiden. „Auch das noch", denkt Monika, „ich esse schon wenig und bewege mich im Garten. Was soll ich noch tun?"

Monika hat ihre Kalorientabelle fast auswendig im Kopf. Sie kauft besonnen ein und wählt oft auch Light-Produkte. Eigentlich isst sie nicht viel, jedenfalls nicht viel im Vergleich zu ihrem Mann, der große Portionen vertilgt und schlank ist. Sie schiebt ihr Übergewicht auch auf ihre Familie, denn ihre Mutter, ebenso ihr Vater, waren nicht die Schlanksten – eigentlich waren sie übergewichtig. „Das liegt bei uns in der Familie", beschließt Monika.

Als sie ihrem Mann von ihrem Arztbesuch erzählte, schaute er sie lächelnd an und tröstete sie: „Also, ich finde Dich ganz in Ordnung so, Monika. Mich stören deine Pfunde nicht". Allerdings hatte Monika sofort die Vermutung, dass ihr Mann ein wenig geflunkert hat, um sie nicht unter Druck zu setzen. Schließlich haben sie geheiratet als sie schlank war, dachte sie sich, wahrscheinlich findet er mich auch viel zu dick, aber sagt es nicht ehrlich.

Dieses Gespräch ging Monika nicht aus dem Kopf. Sie fasste den Entschluss: „Ich will endlich abnehmen. Aber ich mache jetzt keine Diät mehr. Die Diäten haben mir nicht geholfen, eigentlich ist danach alles schlimmer geworden“. Sie beschließt, in eine Beratungsstelle zu gehen, um dort nachzufragen, welche Möglichkeiten sie hat, tatsächlich ihr Gewicht zu normalisieren.

Beim ersten Termin wird sie gefragt, warum sie abnehmen möchte. „So kann ich mich nicht leiden“, gesteht sie. Auch ihrem Mann gefalle sie wohl nicht. Und ihr Arzt habe auch gesagt, dass sie abnehmen müsse. „Aber eigentlich will ich für mich abnehmen, damit ich wieder schicke Kleider tragen kann. Ich fühle mich so einfach nicht wohl. Wenn ich in den Spiegel schaue, dann kommen Ärger und Wut hoch. Auf mich selbst, weil ich meine Figur nicht in den Griff kriege“.

„Zeichnen Sie doch bitte einmal auf, wie sich Ihr Gewicht in den Jahren entwickelt hat“, mit diesem Satz reicht der Berater ihr ein Blatt Papier und einen Stift. Monika überlegt und zeichnet eine Kurve, die mit kleinen Wellen nach unten stetig ansteigt. „Hier habe ich aufgehört zu rauchen“, sagt sie und ihre Kurve macht einen deutlichen Schwung nach oben. Bei 89 kg endet die Lebenskurve – das ist das Maximum. „Jetzt bitte zeichnen Sie Ihre Kurve einmal weiter in die Zukunft, wie Sie glauben, dass sich Ihr Gewicht entwickelt, wenn Sie nichts unternehmen würden“, fordert der Berater sie auf. „Na ja, die wird weiter ansteigen“, meint Monika und setzt ihre Verlaufslinie mit steigender Tendenz fort. „Und jetzt dürfen Sie einmal einzeichnen, wie Sie sich wünschen, dass Ihr Gewicht in Zukunft verläuft“. Monika setzt ihren Stift auf 89 kg und zieht einen steilen, schrägen Strich nach unten – bis auf 65 kg: „Soviel habe ich auch mal gewogen“.

Plötzlich wird ihr, als sie ihren Wunschverlauf mit der Zukunftslinie vergleicht, klar, welche Abstände zwischen beiden Linien klaffen. Der Berater zeichnet ab 89 kg eine waagerechte Linie (Gewichtskonstanz) und fragt: „Was halten Sie davon?“ „Ja, das wäre auch schon etwas“, gesteht sich Monika zu, aber eigentlich wollte sie doch abnehmen. Der Berater empfiehlt, dass sie sich zunächst kein festes Abnahmeziel setzen sollte. Er bittet sie, in der kommenden Woche alles genau zu notieren, was sie esse und trinke. Dieser Überblick könne helfen, das weitere Vorgehen zu planen.

Beim zweiten Termin gehen Berater und Monika gemeinsam das Tagebuch durch, kreuzen mit rot alle Positionen an, die Fett enthalten. Markieren Positionen, die Alkohol liefern. Dann wird noch ein grüner Kreis um die Lebensmittel und Speisen gezogen, die Kohlenhydrate enthalten. „Damit kann Ihr Training beginnen", schlägt der Berater vor. Ziel ist, die Menge der rot markierten Positionen zu verringern und die grünen Positionen zu vermehren.

Der Berater formuliert zusammen mit Monika drei konkrete Veränderungen für die kommende Woche, wobei keine rigiden, sondern flexible Vorsätze gefasst werden. Monika startet ihr Training mit den folgenden Trainingsregeln: (1) Ich versuche, fünfmal in der Woche statt Wein eine Weinschorle zu trinken. (2) Ich werde mindestens vier Mal eine große Portion Gemüse zu Mittag essen und (3) mit einer Tafel Schokolade werde ich in der Woche auskommen. Der Berater gibt Monika noch einen Fragebogen mit, auf dem sie ankreuzen soll, welche aktiven Bewegungen sie sich vorstellen könnte.

Den nächsten Beratungstermin beginnt Monika mit dem Satz: „Ich habe nicht abgenommen". Ihr Berater findet das in Ordnung: „So schnell geht das auch nicht. Hatten Sie mit Ihrem Training Erfolg, das ist wichtiger?" Monika berichtet, dass sie diese drei flexiblen Vorsätze gut in die Tat umgesetzt habe, was auch nicht sonderlich schwer gewesen sei. „Gut so, Sie sind auf dem richtigen Weg", lobt der Berater, „das Training soll auch keine Belastung sein, denn dann werfen Sie schnell das Handtuch."

Für die kommende Woche werden zwei weitere, zusätzliche Trainingsschritte geplant. Monika wird versuchen, mindestens viermal unter Wurstbelag kein Streichfett, sondern Senf zu nehmen. Der „Gemüsevorsatz" wird von vier auf sechs Portionen/Woche erhöht. Außerdem wird vereinbart, dass sich Monika einen Schrittzähler kauft, ihn ansteckt und abends die Schrittanzahl notiert. Sie versucht darüber hinaus mit ihrem Rad in der kommenden Woche 40 Kilometer zu fahren.

So geht es einige Wochen mit diesen kleinen Schritten weiter. Zur sechsten Beratung kommt Monika mit bester Laune: „Ich habe mich letzten Sonntag wieder gewogen und zwei Kilogramm abgenommen." Der Berater bespricht mit Monika, wie sie sich für ihr erfolgreiches Training belohnen kann. Sie wird mit ihrer Freundin ins Kino gehen und ihren Mann überzeugen, mit ihr einen Waldspaziergang zu machen. „Dann kann ich auch mit ihm mal darüber reden, wie er es findet, dass ich abnehme."

Ihr Mann sei stolz auf sie, habe er gesagt – so berichtet Monika beim nächsten Beratungstermin. Er wünsche sich, dass sie noch ein paar Kilogramm verliere. Er wollte sie nur nicht unter Druck setzen, darum sei er vor Wochen mit ihrem Gewicht „zufrieden" gewesen. Mit dem Radfahren habe sie noch ein paar Probleme, aber 35 Kilometer habe sie geschafft. In der nächsten Woche werde sie 40 Kilometer radeln, da ist sie sich ganz sicher. An ihrem Schrittzähler hat sie auch Spaß. In der ersten Woche mit dem kleinen Gerät am Rockbund habe sie abends zwischen 1.200 und 1.800 Schritte ablesen können. Inzwischen liege sie schon regelmäßig über 2.000 Schritte/Tag.

Auch das Sonntagsgewicht mache ihr inzwischen Freude, nach den zehn Wochen habe sie jetzt 7,5 Kilogramm abgenommen. „Das merke ich schon an den Hosen", sagt sie stolz. Sie hat ihre Fettaufnahme reduziert, isst mehr Gemüse und Kartoffeln, an Weinschorle hat sie sich bereits gewöhnt. Sie schafft täglich um die 5.000 Schritte und fährt viele Wege mit dem Rad. Ihr Auto nutzt sie noch zum Einkauf, parkt aber nicht mehr direkt vor dem Eingang des Supermarktes. Kurz: Sie hat ein anderes Ess- und Bewegungsverhalten, an das sie sich täglich mehr und mehr gewöhnt. Wenn es Frühling wird, kommt ihre Aktivität im Garten noch hinzu.

„Stellen Sie sich vor", beginnt sie das Gespräch mit ihrem Berater in der 16. Stunde, „mein Mann will mit mir zusammen eine neue Hose und ein neues Kleid einkaufen. Zur Belohnung, sagt er, denn er habe nicht geglaubt, dass ich die zehn Kilogramm schaffe". Monika hat beste Laune, „doch in der kommenden Woche sind wir zweimal zur Geburtstagesfeier eingeladen. Ob das gut geht?", befürchtet sie.

Es ist nicht gut gegangen. Das Sonntagsgewicht ist um zwei Kilogramm geklettert. Monika ist tief enttäuscht und macht sich Vorwürfe: „Nur Misserfolg. Ich habe zu viel getrunken. Und das Essen war auch wunderbar und fettig, ich hätte mich besser kontrollieren können". Der Berater bespricht mit Monika, dass dieses Ereignis kein Misserfolg ist. Sie habe immerhin noch 9 Kilogramm Gewichtsverlust. Sie wisse, wie sie abnehmen könne. „Das ist Trainingsstillstand. Dann nehmen Sie die beiden Kilos halt noch einmal ab. Einverstanden?" Monika geht dennoch etwas niedergeschlagen nach Hause.

In den nächsten drei Wochen trainiert sie weiter und schafft schließlich drei Kilogramm, die verschwinden. „Das war eine harte Zeit", berichtet sie ihrem Berater, „aber am letzten Sonntag habe ich mich riesig gefreut, denn 11 Kilogramm sind weg.“ Der Berater lobt Monika für ihre Leistung. Vorsichtig spricht er an, ob sie nicht mit ihrer Gewichtsabnahme zufrieden sei und nicht lieber eine Stabilisierungspause einlegen wolle. Monika gesteht ihm: „Eigentlich hatte ich mir ja 20 Kilogramm vorgenommen“. Ihr Berater findet das gar nicht falsch, doch müsse sie diese 20 Kilogramm nicht in einem Anlauf abnehmen. Ihr BMI sei erfreulich auf unter 27 gesunken. „Es ist besser, diesen Erfolg zu sichern als ihn durch zu hohe Erwartungen zu gefährden“, wendet er ein. Schließlich akzeptiert Monika, dass das aktive Training zur Gewichtsabnahme beendet und jetzt durch ein Stabilisierungstraining abgelöst wird.

Sie achtet weiterhin auf ihren Fettkonsum, isst sich satt an Gemüse und Kartoffeln, verzehrt ein Stück Obst als Zwischenmahlzeit, bleibt ihrer Weinschorle treu, versucht täglich um die 6.000 Schritte zu laufen und plant weiterhin, sich auf ihrem Rad zu bewegen. Das schafft sie hervorragend, fühlt sich wohl, nimmt in den kommenden sechs Wochen noch weitere zwei Kilogramm ab (ohne dies gewollt zu haben) und ihr BMI stößt an die Grenze des Normalgewichts. Monika hat zwei Konfektionsgrößen „geschafft“ und ist glücklich. „So kann ich mich wieder leiden.“ Ihr Mann ist ebenfalls zufrieden, ihm schmeckt das Essen. Eigentlich hat er kaum bemerkt, dass weniger Fett auf den Teller kam.

Dieses Fallbeispiel dokumentiert die wichtigen Prinzipen bei der Gewichtsabnahme: (1) Zeit lassen, (2) Veränderungen in kleinen Schritten beim Essen und bei der Bewegung, (3) flexible Verhaltenskontrollen trainieren, (4) den günstigen Kalorienmix essen und (5) Belohnung für Erfolge. Und es zeigt nochmals, was eher Probleme macht: (1) rigide Schlankheitsdiäten, (2) zu hohe Zielvorstellungen, (3) Fremdmotivation und (4) vorschnell Rückschritte als Misserfolg bewerten.

# Anhang

## Literaturempfehlungen

Ellrott, T. & Ellrott, B. (2006). *Fettfalle Supermarkt: Finden Sie die fettarmen Alternativen* (3. Aufl.). Neustadt: Umschau Verlag.

Pudel, V. (2002). *So macht Essen Spaß! Ein Ratgeber für die Ernährungserziehung von Kindern.* Weinheim: Beltz.

Pudel, V. & Westenhöfer, J. (2003). *Ernährungspsychologie. Eine Einführung* (3. Aufl.). Göttingen: Hogrefe.

Pudel, V. (2008). *Die 50 besten Abnehmtricks: Schlank mit Köpfchen. Die wirksamsten Mental-Tipps von A bis Z.* München: Droemer/Knaur.

## Internetressourcen

- Deutsche Gesellschaft für Ernährung (DGE)
  www.dge.de
- Deutsche Adipositas Gesellschaft (DAG)
  www.adipositas-gesellschaft.de
- Optifast®-Programm
  www.optifast.de
- Slimnet-Programm
  www.slimnet.de

# Arbeitsblätter

# Arbeitsblatt: Warum möchte ich abnehmen? 1

| | Stimmt | Stimmt nicht |
|---|---|---|
| Weil mein Partner gerne möchte, dass ich abnehme. | | X |
| Weil ich mir schönere Kleider kaufen möchte. | X | |
| Weil ich mich so nicht leiden kann. | X | |
| Weil ich körperliche Beschwerden habe. | X | |
| Weil mein Arzt mir das empfohlen hat. | | X |
| Weil mich selbst mein Spiegelbild ärgert. | X | |
| Weil meine Freunde und Bekannten auch schlanker sind. | X | X |
| Weil ich endlich gerne Sport treiben möchte. | X | |
| Weil ich wieder unbefangen zu Einladungen gehen möchte. | X | X |
| Weil ich vermute, dass Andere über mich reden. | X | X |

Zählen Sie jetzt bitte zusammen, wie oft Ihr Kreuz in einem blau hinterlegten Kästchen steht. Dann zählen Sie bitte noch, wie oft Sie Ihr Kreuz im blau hinterlegten Kästchen unter der Antwort „stimmt" gemacht haben.

Insgesamt habe ich [ ] [ ] blaue Kästchen angekreuzt.

Unter „stimmt" habe ich [6] blaue Kästchen angekreuzt.

## Arbeitsblatt: Rigide oder flexible Vorsätze? 2

Bitte beurteilen Sie, ob es sich um rigide oder flexible Vorsätze handelt.

| | | |
|---|---|---|
| 1. Ich fahre nächste Woche 35 km mit dem Fahrrad. | rigide ☐ | flexibel ☐ |
| 2. Ich esse nie mehr Toastbrot. | rigide ☐ | flexibel ☐ |
| 3. Ich trinke ab jetzt keinen Alkohol mehr. | rigide ☐ | flexibel ☐ |
| 4. Ich versuche, nicht mehr als fünf Stück Kuchen in der Woche zu essen. | rigide ☐ | flexibel ☐ |
| 5. Im nächsten Monat esse ich 30 Stück Obst. | rigide ☐ | flexibel ☐ |
| 6. Jeden Morgen mache ich Frühgymnastik. | rigide ☐ | flexibel ☐ |
| 7. Ich werde jeden Tag einen Salat essen. | rigide ☐ | flexibel ☐ |
| 8. Ich radle täglich 5 km mit dem Fahrrad. | rigide ☐ | flexibel ☐ |
| 9. Ich werde in der kommenden Woche 8 Scheiben Vollkornbrot essen. | rigide ☐ | flexibel ☐ |
| 10. Ich werde den kommenden Monat mit 25 Gläsern Wein auskommen. | rigide ☐ | flexibel ☐ |

Wenn Sie richtig beurteilt haben, dann haben Sie als rigide Vorsätze zutreffend angekreuzt: 2, 3, 6, 7 und 8.

## Arbeitsblatt: Ernährungstagebuch 3

| Tag: ______________ | Das habe ich gegessen und getrunken | Anmer-kung |
|---|---|---|
| | | |

## Arbeitsblatt: Was esse und trinke ich? Was bedeutet mir Essen und Trinken? 4

| | **Ja,** so ist es | **Nein,** so ist es nicht | **Ja,** so sollte es sein | **Nein,** so soll es nicht sein |
|---|---|---|---|---|
| 1. Essen bedeutet mir nicht viel, Essen ist bei mir eher eine Notwendigkeit. | | | | |
| 2. Auf ein alkoholisches Getränk am gemütlichen Abend kann ich nur schwer verzichten. | | | | |
| 3. Zum guten Essen wünsche ich mir sympathische Mitesser. | | | | |
| 4. Zwischendurch esse ich häufiger im Stehen und „aus der Hand“. | | | | |
| 5. Ich bin eher ein Feinschmecker, der Qualität vor Quantität schätzt. | | | | |
| 6. Ich meide alle Speisen und Getränke, die viele Kalorien liefern. | | | | |
| 7. Große Portionen zum guten Preis sind mir lieber als „übersichtlich“ feines Essen für viel Geld. | | | | |
| 8. Ich bin gerne in meiner Küche und erlebe diese Zeit als kreative Beschäftigung. | | | | |
| 9. Ich esse auch gerne am Imbissstand oder im Fast-Food-Restaurant. | | | | |
| 10. Alkohol trinke ich nur mit schlechtem Gewissen. | | | | |

## Arbeitsblatt: Was esse und trinke ich? Was bedeutet mir Essen und Trinken? 4

| | **Ja,** so ist es | **Nein,** so ist es nicht | **Ja,** so sollte es sein | **Nein,** so soll es nicht sein |
|---|---|---|---|---|
| 11. Deftige Speisen liebe ich, weil sie schmecken und sättigen. | | | | |
| 12. Manchmal kommt mir mein Magen wie ein Fass ohne Boden vor. | | | | |
| 13. Ich kenne Heißhunger, der mich zum schnellen Essen zwingt. | | | | |
| 14. Auf ein tolles Essen in einem guten Restaurant kann ich mich tagelang freuen. | | | | |
| 15. Ich bin eher Genussesser, der langsam und mit Freude isst. | | | | |
| 16. Manchmal hätte ich gerne einen Fachmann am Tisch, der mir sagt, wann ich satt bin. | | | | |
| 17. Ohne gutes Essen und feine Getränke würde ich nicht leben wollen. | | | | |
| 18. Hunger halte ich für einen unerträglichen Zustand. | | | | |
| 19. Auf Obst oder Gemüse könnte ich leicht verzichten. | | | | |
| 20. Gesundes Essen reizt mich nicht wirklich. | | | | |

## Arbeitsblatt: Mehrbewgung im Alltag? 5

Kreuzen Sie bitte an, ob Sie diese Mehrbewegung nutzen könnten – unabhängig davon, ob Sie dies wirklich wollen.

| | |
|---|---|
| Ich könnte am Wochenende (mit Freunden) eine Radtour unternehmen. | ja ☐ nein ☐ |
| Ich könnte einen bestimmten Teil der Busfahrt zu Fuß gehen. | ja ☐ nein ☐ |
| Ich könnte auf Rolltreppe und Lifts verzichten. | ja ☐ nein ☐ |
| Ich könnte einen Tanzkurs belegen. | ja ☐ nein ☐ |
| Ich könnte abends eine halbe Stunde walken (schnell gehen). | ja ☐ nein ☐ |
| Ich könnte mein Auto etwas entfernter vom Ziel parken. | ja ☐ nein ☐ |
| Ich könnte in der Büropause um den Block laufen. | ja ☐ nein ☐ |
| Ich könnte mehr Gartenarbeit verrichten. | ja ☐ nein ☐ |
| Ich könnte häufiger mit Bekannten spazieren gehen. | ja ☐ nein ☐ |
| Ich könnte am Wochenende eine schöne Wanderung machen. | ja ☐ nein ☐ |
| Ich könnte häufiger stehen und weniger lange sitzen. | ja ☐ nein ☐ |
| Ich könnte einmal in der Woche zum Schwimmen gehen. | ja ☐ nein ☐ |
| Ich könnte mit dem Rad in die Stadt fahren. | ja ☐ nein ☐ |
| Ich könnte mir einen Hund anschaffen. | ja ☐ nein ☐ |
| Ich könnte in einen Sportverein eintreten. | ja ☐ nein ☐ |

# Buchtipps

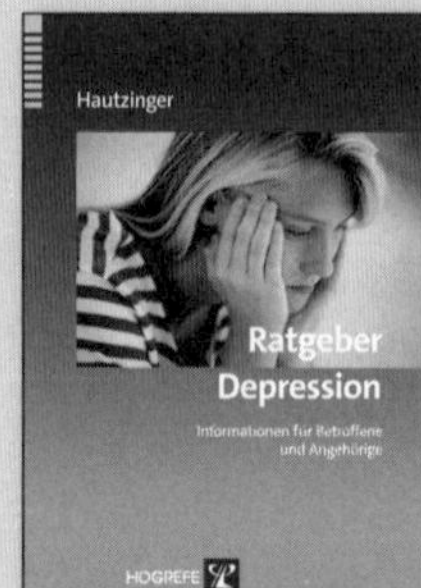


Martin Hautzinger

## Ratgeber Depression

**Informationen für Betroffene und Angehörige**

(Ratgeber zur Reihe »Fortschritte der Psychotherapie« Band 13), 2006, 75 Seiten, Kleinformat,
€ 8,95 / sFr. 14,60
ISBN 978-3-8017-1879-4

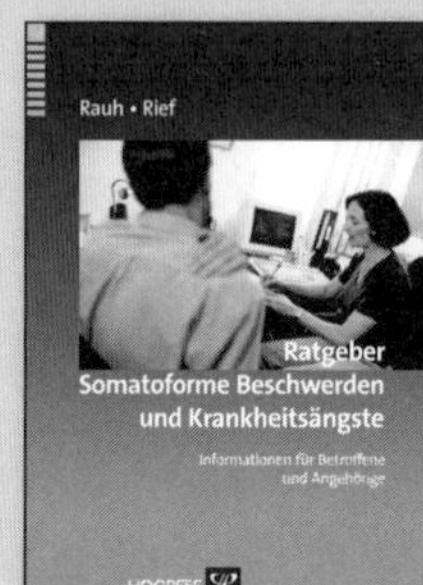


Elisabeth Rauh · Winfried Rief

## Ratgeber Somatoforme Beschwerden und Krankheitsängste

**Informationen für Betroffene und Angehörige**

(Ratgeber zur Reihe »Fortschritte der Psychotherapie« Band 11), 2006, 69 Seiten, Kleinformat,
€ 8,95 / sFr. 14,60
ISBN 978-3-8017-1781-0

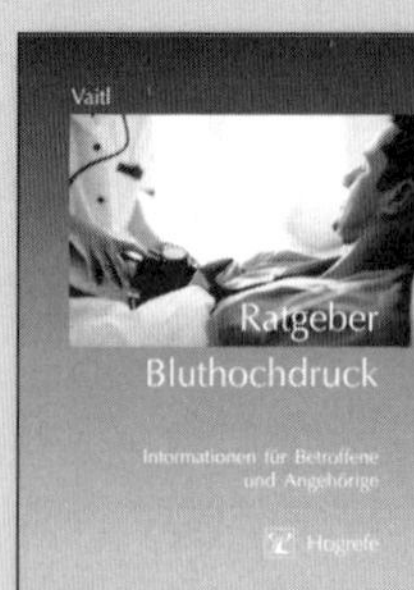


Dieter Vaitl

## Ratgeber Bluthochdruck

**Informationen für Betroffene und Angehörige**

(Ratgeber zur Reihe »Fortschritte der Psychotherapie« Band 5), 2004, 60 Seiten, Kleinformat,
€ 8,95 / sFr. 16,50
ISBN 978-3-8017-1832-9

**www.hogrefe.de**

HOGREFE